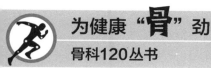

为健康"骨"劲

骨科120丛书

总顾问 刘昌胜 张英泽 戴尅戎

总主编 苏佳灿

髋关节发育不良

120问

主编 ◎ 沈超 李扬 何崇儒

上海大学出版社

图书在版编目(CIP)数据

髋关节发育不良120问 / 沈超,李扬,何崇儒主编.
上海:上海大学出版社,2024.7. --(为健康"骨"
劲 / 苏佳灿总主编). -- ISBN 978-7-5671-5030-0

Ⅰ. R684-44

中国国家版本馆 CIP 数据核字第 202468HP47 号

策划编辑　陈　露
责任编辑　高亚雪
封面设计　缪炎栩
技术编辑　金　鑫　钱宇坤

为健康"骨"劲

髋关节发育不良 120 问

沈　超　李　扬　何崇儒　主编

上海大学出版社出版发行

(上海市上大路 99 号　邮政编码 200444)

(https://www.shupress.cn　发行热线 021-66135112)

出版人　戴骏豪

＊

南京展望文化发展有限公司排版

上海颛辉印刷厂有限公司印刷　　各地新华书店经销

开本 890mm×1240mm　1/32　印张 3.5　字数 70 千

2024 年 8 月第 1 版　2024 年 8 月第 1 次印刷

ISBN 978-7-5671-5030-0/R·70　定价　58.00 元

本书编委会

主　编　沈　超　李　扬　何崇儒

编　委　(按姓氏笔画排序)

丁　然(中国人民解放军中部战区总医院)

朱俊峰(上海交通大学医学院附属新华医院)

李　扬(上海交通大学医学院附属新华医院)

李　涛(上海交通大学医学院附属新华医院)

李树焕(海南省澄迈县人民医院)

肖　飞(上海交通大学医学院附属新华医院)

何崇儒(上海交通大学医学院附属新华医院)

沈　超(上海交通大学医学院附属新华医院)

陈　刚(四川大学华西医院)

陈晓东(上海交通大学医学院附属新华医院)

殷庆丰(山东大学第二医院)

彭　飞(武汉大学人民医院)

彭建平(上海交通大学医学院附属新华医院)

韩修国(上海交通大学医学院附属新华医院)

序　言

　　"岁寒，然后知松柏之后凋也。"意为一个人的节操与品行，只有在困境中才能显现。而我等从医者，正是立志守护人身之"松柏"——强健的骨骼。

　　骨为身之干，支撑起生命的屹立不倒。然世间疾病千奇百怪，骨疾尤为凶险。有如暗夜突袭的骨折创伤，似无声蚕食的骨质疏松，或如幽灵般游走的骨肿瘤……无不考验着骨科医者的智慧与经验。

　　本丛书以"强骨"为宗旨，撷取骨科领域精华，解答患者关切。自创伤骨科到关节外科，从脊柱到四肢，举凡骨科疑难疑点，图文并茂，一一道来。寓医理于浅言，蕴经验于问答。言简意赅却包罗万象，通俗晓畅而雅俗共赏。

　　本丛书共21个分册，涵盖骨科所有常见疾病，是目前国内最系统、最全面的骨科疾病科普系列丛书。从骨折、骨不连等常见创伤，到骨性关节炎、骨质疏松等慢性病，从关节镜微创技术到修复重建难题，从骨科护理常识到康复指导，可谓全方位、多角度、立体化地解答骨科常见疾病诊疗问题。120问的内容设计，聚焦读者最迫切的疑惑，直击骨科就诊最本质的需求，力求读者短时间内获取最实用的知识。这是一系列服务骨科医患共同的工具书,更是一座沟通医患的桥梁。

"岁月不居,时节如流。"随着人口老龄化加剧,骨科疾病频发。提高全民骨健康意识,普及骨科养生保健知识,已刻不容缓。我们坚信,树立正确观念,传播科学知识,能唤起公众对骨骼健康的关注,进而主动规避骨病风险。这正是本丛书的价值所在,亦是编写初衷。

让我们携手共筑健康之骨,守望生命之本,用"仁心仁术"抒写"岁寒不凋"的医者丰碑,用执着坚守诠释"松柏常青"的"仁爱仁医"。

"博观而约取,厚积而薄发",愿本丛书成为广大读者的良师益友,为患者带去希望,为医者增添助力。让我们共同守护人体这座最宏伟的"建筑",让健康的骨骼撑起每一个生命的风帆,乘风破浪,奋勇前行!

总主编 苏佳灿

2024 年 7 月

前　言

　　在日常生活中,髋关节发挥着不可或缺的作用,它不仅支撑着我们的身体重量,还确保了我们正常行走、跑步,甚至跳跃时的灵活性和稳定性。然而,髋关节发育不良是一个常见的健康问题,它可能与遗传、环境等多种因素有关。这种状况如果不被及时发现和正确处理,可能会导致患者长期的疼痛、行动不便,甚至残疾。因此,了解髋关节发育不良的原因、预防方法和治疗策略,对于提高患者的生活质量具有重要意义。

　　在这一背景下,《髋关节发育不良120问》一书应运而生。本书旨在为读者提供一个关于髋关节发育不良的全面科学指南,从基础的髋关节解剖学,到髋关节发育不良的病因分析、诊断方法,再到最新的治疗方案和康复建议,每一部分都力求翔实、精准、易于理解。

　　我们意识到,对于髋关节发育不良患者及其家庭来说,正确的知识和信息是战胜疾病的重要武器。因此,本书不仅面向医疗专业人员,更致力于成为普通大众的贴心指南。通过阅读本书,我们希望能够帮助患者及时发现并正确处理髋关节发育不良的种种问题,避免由此引发更多的健康风险。

最后，我们衷心感谢所有为本书撰写、编辑和出版付出努力的个人和机构。没有他们的辛勤工作和无私奉献，这本书是无法面世的。同时，我们也期待读者的宝贵意见和建议，希望本书能够不断完善，更好地服务于需要帮助的人群。

让我们共同关注髋关节发育不良这一问题，为促进公众健康做出努力。

编　者

2024 年 6 月

目 录

第四篇　髋关节发育不良的诊断

第五篇　髋关节稳定性的相关理论

第六篇　髋关节发育不良的手术治疗

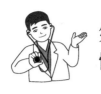

第一篇
髋关节的基础解剖

1 什么是髋关节?

髋关节是人体最大的关节之一,是由髂骨、股骨、耻骨和坐骨四块骨头组成的一个球窝结构。这些骨骼共同构成了髋关节,使其具备稳定性和机动性,允许我们进行各种日常活动和运动。了解髋关节的解剖结构有助于理解其功能和相关疾病或损伤。

髋关节连接着骨盆和下肢,每个人都有两个髋关节,位于左右两侧。髋臼和股骨头组成球形关节,有高度的活动性,允许腿部做出大范围的运动。同时,由于半球形的股骨头与相应的髋臼完全对接,这使得关节稳定而又强健。髋关节的解剖结构使得我们可以灵活活动和弯曲下肢。在行走、奔跑、跳跃等运动中,髋关节起着关键作用。髋关节同时也是身体的主要负重关节之一,它承受身体的绝大部分重量,也具备承受撞击和冲击的能力。它是唯一一个直接连接腿和身体核心的关节,起到了稳定身体和提供支撑的作用。

了解髋关节的复杂结构和功能性,以及其对运动、平衡的重要性,对维持髋关节健康是十分重要的。但也因髋关节活动范围大、负荷重,过度使用或不正确的运动方式,可能会使其遭受无法承受的压力和伤害。

 髋关节的骨性结构由哪几部分构成?

(1)髂骨:髋臼的主要组成部分,是一块扁平的骨头,位于盆骨的上部。髋臼的形状类似一个杯子,具有半球形的凹陷,股骨头可以嵌入其中。

(2)股骨:股骨是人体最长的骨头,位于大腿部。股骨头是股骨的顶端部分,它是一个凸出的球状结构,嵌入髋臼形成了髋关节。股骨颈连接股骨头和股骨干,具有一定的弯曲性。

(3)坐骨:坐骨是骨盆的一部分,位于髋臼的下后方。坐骨与髂骨、股骨共同构成了髋关节,给予髋臼更多的稳定性。

(4)耻骨:耻骨是人体的一块扁平骨骼,位于骨盆的前部。它是由左右两块耻骨骨板组成的,两块骨板通过纤维软骨连接在一起,形成了耻骨联合。耻骨位于髂骨和坐骨之间,与髋骨的其他部分共同构成了骨盆。

这些骨头部分的结合形成了髋关节的骨性结构,使其具备了稳定性和机动性。髋关节的骨性结构对于人体的立姿、行走、跑步和进行其他各种活动非常重要。任何与这些结构相关的异常或损伤都可能影响髋关节的功能和健康。

3 髋关节软组织稳定性结构有哪些?

 髋关节的基础解剖

(1)关节囊韧带:关节囊是一种包裹在关节周围的纤维性结构,它起到保护和稳定关节的作用。髋关节囊由韧带和纤维组织构成,分布在关节的前、后、上、下四个区域,以维持关节稳定。髋关节囊韧带包括髂股韧带、耻股韧带、坐股韧带及轮匝带。髂股韧带自髂前下棘呈"人"字形向下,经股骨头前方止于转子间线,可以限制大腿过伸,对于维持人体直立姿势有很大的作用。耻股韧带由耻骨上支向外下,于股骨头下方与髂股韧带深部融合,可以限制大腿的外展及旋外运动;坐股韧带用于加强关节囊的后部,起自坐骨体,斜向外上与关节囊融合,附着于大转子根部,可限制大腿内旋运动。

(2)肌肉和肌腱:髋关节周围的肌肉和肌腱对稳定性也有很大影响。主要肌肉包括髋关节的屈肌、伸肌、内收肌、外展肌和旋转肌。这些肌肉的收缩和张力有助于稳定髋关节。

(3)髋臼唇:髋臼唇是一片纤维软骨结构,位于髋臼边缘,它增加了关节的深度及密封性,提供了额外的稳定性。

这些结构共同维护髋关节的稳定性,使关节在不同角度和负荷下能够保持正常的功能。

4 什么是髋臼唇？

　　髋臼唇是髋臼边缘的纤维软骨组织，凭借髋臼边缘的潮线和钙化层与骨性髋臼紧密结合。髋臼唇的主要作用是增加髋关节的稳定性，分担压力，提供润滑，加强髋臼和股骨头之间的匹配，承担缓冲，密闭髋关节及维持相关液压等作用。由于髋臼唇表面有神经纤维分布，因而髋臼唇损伤可能导致髋关节疼痛。髋臼唇通常理解为髋臼边缘的延伸，为髋臼覆盖的骨性-软组织移行过渡区。髋臼唇位于骨盆的侧面，附着于髋臼的外缘。髋臼唇的另一端紧贴股骨头表面，结构上与髋臼配合，进而与股骨头紧密接触形成一个近似密闭的空间，此空间在髋关节运动中形成一个动态负吸结构，以增强髋关节动态稳定性。

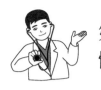

第二篇
髋关节发育不良的相关理论

 5 X 线片上常用的髋关节测量指标有哪些?

　　外侧中心边缘角: 也被称为 Wiberg 角,用来评估髋臼的覆盖程度。定位在髋臼中心至最远端的髋臼边缘与垂线的角度,正常范围一般是 25°~35°。角度太小可能表示髋关节表面覆盖不足,角度太大则可能表示髋关节表面过度覆盖。

　　髋关节 α 角: 用于判断髋关节撞击综合征股骨头球度的指标。股骨头球度和股骨头颈偏心距可以根据 α 角进行评估。通常是在侧位图像上测量 α 角。在标准股骨头侧位图像上,股骨颈前缘与股骨头交界点与股骨头旋转中心的连线,与股骨颈中轴线的夹角即为 α 角。若 α 角>50°,提示可能存在髋关节撞击综合征的风险。

　　Sharp 角: 可以帮助评估髋臼的覆盖程度。该角由两线相交构成的锐角组成,一条为两泪滴最低点连线,另一条为髋臼最外侧缘和泪滴下缘连线。正常值<40°。

　　髋臼指数: 用来评估髋臼的发育程度。测量髋臼顶部内外侧连线与水平线之间的夹角。正常范围为 0°~10°,>10°表示可能是髋关节发育不良，＜0°则表示髋臼覆盖过度。

颈干角：用于评估股骨颈与股骨干之间的关系。通过 X 线检查测量股骨颈长轴与股骨干长轴之间向内的夹角，正常范围为110°～140°。

Shenton 线：由髋臼底部的边缘绘制至股骨颈的下端。如果这条线是光滑且连续的，那么就认为髋关节是正常的。如果线被打断，则表示可能存在股骨颈滑脱、股骨颈骨折或发育性髋关节脱位等问题。

6　什么是髋关节发育不良？

髋关节发育不良是一种在患者出生时或此后的数月或数年内出现的髋关节异常状况。该疾病可影响髋关节一侧或双侧。"发育不良"这个词是对该疾病的综合描述，其可能是股骨头与髋臼之间的不匹配，股骨头相对髋臼活动过度，或是股骨头完全脱出髋臼。一些证据表明，髋关节发育不良可能由多种因素导致，包括遗传因素、孕期环境、出生时的姿势，以及生长早期的活动等。

关于髋关节发育不良的历史，可以追溯至久远之前，许多考古遗址中，均出土了符合髋关节发育不良症状的骨骼，这说明该疾病的存在已经非常久远。19 世纪，就有医学文献记载了髋关节发育不良的情况和所采取的治疗措施。19 世纪末和 20 世纪初,医生开始使用更系统的方法诊断和治疗髋关节发育不良,包括通过手动操作和使用支架等方法。至20世纪后半叶,随着影像学的进步,X线和超声等影像学检查技术在诊断髋关节发育不良方面起到了重要的作用。

目前,对髋关节发育不良的治疗方法依然在不断发展,包括非手术治疗(如牵引,使用支架、Pavlik带等)和手术治疗等。尽早发现和治疗髋关节发育不良是关键,因为越早治疗,预后往往越好。

对于新生儿和婴儿来说,医生通常会通过触诊的方法来检查髋关节发育是否正常。此外,超声检查在此阶段也发挥着重要作用。对于年龄大一些的儿童,X线检查则是更常用的检查方式。

髋关节发育不良的症状可能包括行走受限、髋部僵硬、步态异常和肢体长度不等等。需要注意的是,有时候,髋关节发育不良在幼童身上可能并不会有明显的表现,而是随着年龄增长,患者才逐渐出现疼痛和行走困难等症状。

目前已经有很多成功的治疗策略,包括Pavlik带的使用、闭合或开放式的复位及髋关节定型术。Arnold Pavlik教授在20世纪50年代开发了Pavlik带,该设备在治疗髋关节发育不良的新生儿和婴儿方面取得了巨大的成功。成功的治疗结果往往依赖于髋关节发育不良的早期发现和早期治疗。

关于成人的髋关节发育不良,现今常用的诊断标准仍然是外侧中心边缘角<25°。尽管已经错过了婴儿及幼儿的最佳治疗时

期,但仍然可以视髋臼软骨条件通过手术方式进行治疗。髋臼周围截骨(peri-acetabular osteotomy,PAO)手术是在20世纪80年代由Ganz医生发明。该手术旨在行髋臼周围截骨,通过旋转髋臼改变髋臼整体对股骨头的包容覆盖,从而改善髋关节发育不良患者的临床预后。该手术成熟且远期效果良好。

7 髋关节发育不良患者相比正常人有哪些参数发生了明显的异常?

外侧中心边缘角:以25°为界,<20°即为发育不良。正常髋关节外侧中心边缘角范围在25°~35°之内。现今学界倾向于将发育不良进一步细化分类为髋关节发育不良和临界型髋关节发育不良,分别对应外侧中心边缘角<20°和20°≤外侧中心边缘角<25°。

髋臼指数:髋臼指数是由Tönnis在20世纪60年代提出的,是用于评估髋关节骨盆X线片中髋关节退行性变化的一个重要参数。髋臼指数是通过测量髋臼顶部内外侧连线与水平线的夹角来确定的。髋臼指数的范围通常被定义为:0级,<10°;1级,10°~20°;2级,20°~30°;3级,>30°。髋关节发育不良患者,往往该角>10°,而正常髋关节在0~10°之间。髋臼指数的增加通常与髋关节退行性变化的加重相关。在临床上,医生可以通过测量髋臼指数来评估髋关节疾病的严重程度,并制定相应的治疗方案。

股骨头外露指数:这是用于评估髋关节退行性变化的一种

指标。这个指数旨在衡量股骨头与髋臼之间的关系，以评估髋关节发生退行性变化的程度。正常值可以根据所研究的特定人群、所使用的成像技术和个体解剖差异而变化。然而，一般来说，股骨头外露指数约为 25% 或更低，这通常被认为是在正常范围内的。

Sharp 角：可以帮助评估髋臼的覆盖程度。该角由两线相交构成的锐角组成，一条为两泪滴最低点连线，另一条为髋臼最外侧缘和泪滴下缘连线。髋关节发育不良者此角>40°。

Shenton 线：在 X 线片上，由髋臼底部的边缘绘制至股骨颈的下端。正常情况下，这是一条连续的曲线，若此线不连续，提示髋关节发育不良。

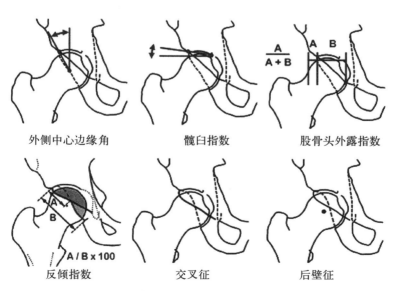

| 外侧中心边缘角 | 髋臼指数 | 股骨头外露指数 |
| 反倾指数 | 交叉征 | 后壁征 |

髋关节 X 线片各个参数计算方法

8 髋关节发育不良在二维和三维影像图上分别表现为髋臼哪个方位的骨缺失?

髋关节发育不良是一种常见的髋关节疾病,在二维X线片上的诊断标准为外侧中心边缘角<20°。故在二维影像图上,髋关节发育不良主要表现为髋臼外侧缘覆盖的缺失,通常其在X线片上有以下特点或骨缺损:

(1)髋臼浅而平:正常情况下,髋臼应该是深且圆的,然而髋关节发育不良患者的髋臼往往显示为浅而平。

(2)髋臼角度异常:在X线片上,还可以测量两个重要的髋臼角度,即髋臼指数和Sharp角。在髋关节发育不良的患者中,这两个角度常常超出正常范围,表现为髋臼指数增大,Sharp角增大。

(3)髋臼不覆盖或不充分覆盖股骨头:正常情况下,髋臼应完全覆盖股骨头,形成稳稳的"球窝"。然而在髋关节发育不良的患者中,髋臼无法完全覆盖股骨头,可能出现股骨头部分或完全脱出髋臼的情况。

(4)Shenton线的中断:Shenton线是在X线片上判断髋关节是否正常的一条虚拟线。如果这条线被中断或不连续,那么可能提示有髋关节的异常,包括髋关节发育不良。

(5)股骨头的发育不良或位置异常:在严重的髋关节发育不良中,股骨头可能未充分发育或位置异常。

在三维影像图上,髋关节发育不良主要表现为前外侧的覆盖缺损。这意味着髋臼的前外侧缺乏足够的覆盖来容纳股骨头,导致股骨头容易脱位或者不稳定。

 髋臼反倾是否意味着髋臼前侧覆盖过度?

事实上,髋臼反倾与髋臼前侧覆盖过度是两个不同的概念,但它们之间可能存在一定的关联。首先,髋臼反倾是指髋臼异常地向后倾斜,这可能改变股骨头与髋臼的接触方式,进而导致髋关节疾病和症状的出现。而髋臼前侧覆盖过度是指髋臼对股骨头的覆盖比正常情况要多。这种情况会导致股骨头与髋臼之间的摩擦增加,进而增加关节软骨磨损的风险,并可能引发髋关节撞击综合征。髋关节撞击综合征一般分为三种类型:钳夹型撞击、凸轮型撞击和混合型撞击。

髋臼反倾与髋臼前侧覆盖过度之间可能存在关联,因为在某些情况下髋臼反倾可能意味着髋臼前侧覆盖过多。但它们在病因和影响上仍有所不同。在不同体位下,骨盆会发生倾斜,髋臼前后覆盖也会发生改变,体现髋臼反倾的交叉征和后壁征有可能会随骨盆倾斜改变而发生变化。而且,在髋关节发育不良患者中,髋臼前后覆盖均减小及髋臼反倾两种情况同时存在的情形也是有的,此种情况下,前后覆盖均不足,也就不存在髋臼前侧覆盖过度。

10 髋臼前后覆盖如何评估？

髋臼的前后覆盖是指髋臼对股骨头前后侧的覆盖程度。目前可以使用的直接或间接测量髋臼前后覆盖的参数有以下几种：

（1）前方中心边缘角：是由 Lequesne 和 de Seze 在 1961 年首次描述的，用于评价前方髋臼覆盖的情况。测量前方中心边缘角的步骤如下：① 需要一张适当的对侧髋关节 X 线片，如 45°斜位片（前后倾斜 45°的髋关节 X 线片），以确定髋臼的边缘和髋臼中心点（通过股骨头旋转中心确定），用直线连接这两个点；② 再画一条线穿过髋关节的旋转中心，垂直于水平面，可以看到线交于一点；③ 测量该点（髋关节的旋转中心）与髋臼前边缘之间的角度，此即为前方中心边缘角。

前方中心边缘角的范围在 20°～40°之间均可认为是正常髋臼，若＜20°即要警惕前方覆盖不足的风险，当前方中心边缘角＞40°时，要警惕前方覆盖过度的撞击发生风险。

（2）髋臼前壁覆盖指数：这是一种用于评估髋臼前壁对股骨头覆盖的影像学测量方法。检测这个指数可以帮助鉴别股骨头是否过度覆盖、覆盖不足或正常覆盖等。髋臼前壁覆盖指数的测量步骤如下：① 准备一张合适的髋关节 X 线片，通常需要前后位髋关节 X 线片；② 确定髋臼前后壁的连接点（髋臼缘）；③ 画一条连接股骨头中心和髋臼前壁连接点的线；④ 然后画一条连接股骨头中心和髋臼后壁连接点的线；⑤ 计算髋臼前壁长度占总长度

（前壁与后壁长度的和）的比例，此即为髋臼前壁覆盖指数。

髋臼前壁覆盖指数的正常值通常在 0.45～0.5 的范围之内。若<0.45 可能代表前壁覆盖不足，这可能与髋关节脱位和其他髋关节病变有关。若>0.5 则可能表明前壁覆盖过多，这可能导致髋关节僵硬或骨性碰撞等问题。

（3）髋臼后壁覆盖指数：这是另一种评估髋关节特别是后壁覆盖情况的影像学测量方法。关于髋臼后壁覆盖指数的正常值，并没有一个严格的标准，但一般认为，当髋臼后壁覆盖指数≥1 时，表示后壁覆盖正常。若髋臼后壁覆盖指数<1，则可能表示后壁覆盖不足。后壁覆盖不足可能与髋关节不稳、骨折、髋臼骨囊肿等相关。但是过多的后壁覆盖也可能导致髋关节僵硬和活动受限。

然而，髋关节结构会因年龄、性别、种族、身体活动水平及其他各种因素的影响而有所不同，故而在不同条件下测量的"标准值"可能存在一定的差异。

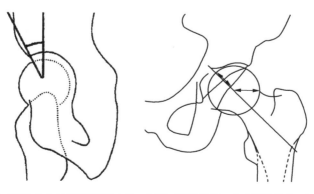

左图：前方中心边缘角测量方法；右图：髋臼前壁、后壁覆盖指数测量方法

11 髋关节发育不良的病因是什么?

髋关节发育不良是指从新生儿期开始,由先天或后天因素导致的髋关节发育异常,主要包括局部脱位、完全脱位、髋臼覆盖不足等。髋关节发育不良的具体发病机制尚不完全清楚,但已经确定的是,它通常源于多种因素的综合效应,包括遗传因素、环境因素、妊娠和分娩过程中的影响等。

(1)遗传因素:有研究发现,患有髋关节发育不良的儿童的父母或近亲中,往往也存在类似情况。

(2)环境因素:一些体位因素,如新生儿长时间被紧紧包裹在布单中,这可能会限制髋关节的正常运动,进而影响髋关节的正常发育。

(3)妊娠和分娩过程中的影响:妊娠期间,女性第一次生育、胎位异常(如臀位)、双胞胎或多胞胎妊娠等因素,都可能增加新生儿髋关节发育不良的风险。

然而,髋关节发育不良的发病并不仅限于这些情况,它还可能是一种表型的结果,是多种基因型和环境因素共同影响的结果。

12 髋关节发育不良患者是否常合并其他关节的发育不良?

髋关节发育不良主要是影响髋关节,但是,它确实有可能伴有其他肌肉骨骼系统的问题。然而,伴有其他关节的发育不良这种情况并不常见。

一些髋关节发育不良患者可能同时出现脊柱或其他大关节的问题,如有些髋关节发育不良患者可能会伴有髋关节外翻、脊柱侧凸或髌骨稳定性差等问题。尤其是膝关节的髌骨半脱位或髌骨软化,伴随发生率极高。这些问题可能是由于走路步态或髋关节功能异常所引起,而这些异常也可能是由髋关节发育不良本身引起的。

髋关节发育不良可能与某些遗传性疾病或综合症状联合出现,这些疾病或综合症状可能会影响多个关节,甚至整个骨骼系统,比如马方综合征等。需要强调的是,此类伴随症状并不是所有髋关节发育不良患者都会出现。每个患者的具体情况可能会因其病情的严重程度、病发阶段和治疗方式等因素而有所不同。

13 髋关节发育不良是否会影响下肢力线?

是的,髋关节发育不良很可能会影响下肢的力线。

髋关节是股骨和髋臼之间的关节,它在支持体重与维持人体直立和行走方面发挥着关键作用。髋关节发育不良可能会改变髋关节与股骨的对称性和对骨盆的对齐情况,从而影响股骨和下肢的力线。举例来说,如果一个人一侧患有髋关节发育不良,这可能会使他在走路或站立时,体重更多地偏向健康的一侧。这不仅可能导致受影响的一侧肌肉过度拉伸或收缩,还可能导致身体对健康一侧的过度依赖,最终可能会影响整个下肢的力线对称性。

　　髋关节发育不良对下肢力线的影响可能导致一系列疾病的发生。例如,由于走姿发生改变,受影响一侧膝关节和踝关节可能会受到额外的压力,长此以往可能会出现过度使用症状,甚至发生早期关节退行性变。此外,患者可能会因为步态不稳、疼痛或一侧髋关节功能受限而导致身体力线向对侧偏移,这可能引起脊柱侧凸等问题。值得注意的是,如果干预得早,往往可以通过一系列治疗方法(如矫形器治疗、物理治疗、手术治疗等)来改善或纠正髋关节发育不良所导致的力线问题。

第三篇
髋关节发育不良的临床表现

14 髋关节发育不良最初起病时有哪些症状？

髋关节发育不良初期可能并不会有任何疼痛或不适的症状，特别是在婴儿或年龄非常小的孩子中，可能的症状有：

（1）双腿不对称：这可能是最早可以观察到的症状之一。使用尿布时可能会发现一条腿在尿布中比另一条腿伸展得更长。

（2）髋关节不稳定：在移动患儿的腿时可能会感觉到滑动或弹跳。

（3）髋关节活动受限：患儿的一条腿可能无法像另一条腿那样移动或旋转。

当髋关节发育不良在儿童或成年早期被诊断时，可能的症状有：

（1）疼痛：可能感觉到髋关节或膝关节的疼痛，特别是在长距离步行或者跑步后。

（2）跛行：行走时可能会有明显的跛行。

15 髋关节发育不良的好发人群有无性别差异?

确实,髋关节发育不良的发病率在性别上存在差异,女性比男性更容易患该疾病。据估计,在新生儿中,每4～5名确诊髋关节发育不良者中只有1名为男性。因此,女性是髋关节发育不良的高风险群体。

16 为何有些髋关节发育不良患者会出现大腿外侧的酸胀不适?

髂胫束是大腿外侧部的一个重要连接组织。在一些髋关节发育不良的情况下,髂胫束可能会受到影响并产生一定的紧张感。髋关节发育不良是一种髋关节结构的异常,会影响患者的行走方式。由于髋关节的不稳定或向外侧微动,可能会导致异常的步态,如驼背步态或病理性鸭步态。这些改变可以导致肌肉和韧带系统的压力分布改变,进而引起一些关节周围软组织,包括髂胫束的紧张或应力增加。此外,髂胫束对于维持髋关节的稳定性发挥着一定的作用,当患者的髋关节不稳定时,会加重髂胫束的负担,使其产生酸胀不适感。

17 为何髋关节发育不良患者在髋部不适发生后会继发膝关节甚至踝关节不适?

（1）膝关节发育不良及异常步态：髋关节发育异常往往会伴随膝关节髌股关节发育不良，严重者会导致患者行走时步态改变，如驼背步态或病理性鸭步态。这些异常步态会导致腿部肌肉、韧带和其他关节承受不正常的负荷。长期承受这种负荷可能会导致膝关节和踝关节产生疼痛、磨损和其他相关问题。

（2）软组织紧张：髋关节发育不良可能会引起髋关节周围的肌肉、韧带和其他结构处于紧张状态。这种紧张有时会传到下肢，包括膝关节和踝关节，这可能导致关节的不适和疼痛。

（3）肌肉力量不平衡：由于髋关节发育不良，患者可能会出现骨盆倾斜或其他姿势的变化，这可能导致肌肉力量不平衡。而肌肉力量不平衡会使髌骨受力不均，从而引起膝关节疼痛。同时，肌肉力量不平衡还可能导致腿部的运动功能障碍，影响踝关节的稳定性和舒适度。

18 为何髋关节发育不良患者会出现腹股沟不适?

髋关节发育不良患者出现腹股沟不适的原因可能与髋部肌肉的异常紧张和不平衡有关。由于髋关节的发育异常，患者的髋部肌肉可能经常处于张力状态，特别是在股骨头没有良好匹配髋臼的情况下。这些肌肉包括髂腰肌、股直肌和股薄肌,它们对支撑和稳定髋部关节起着重要作用。然而,由于肌肉张力和不平衡,患者可能会出现腹股沟区域的不适或疼痛感,这可能是髋部肌肉对该区域的牵拉和压迫所造成的。此外,由于髋关节的不稳定性,患者身体可能会表现出轻度的歪斜或不对称,这也可能会导致腹股沟区域的酸痛或不适。这种情况通常是由于髋部肌肉的不平衡、韧带的过度牵拉,以及肌肉和韧带的不协调所造成的。

19 为何髋关节发育不良患者会出现腰部不适?

导致腰部不适的原因可能有以下几点:

(1)不良的运动模式:髋关节发育不良可能导致髋关节不稳定或功能异常,患者为了减轻髋部疼痛,在行走和进行其他活动时可能会不自觉地改变原有的运动模式。这样会增加腰部和其他下肢关节的压力,从而导致腰部疼痛和不适。

(2)肌肉紧张和失衡:髋关节结构的异常可能会导致周围肌肉长期紧张和失衡。在努力维持稳定和支持髋关节的过程中,患者的下背部和髋部肌肉可能会保持紧张,最终导致疲劳和疼痛。

(3)脊柱和骨盆结构改变:髋关节发育不良引起的髋关节异常也可能会导致骨盆倾斜或旋转。这种改变会影响脊柱的生理曲线,进而导致腰部疼痛和脊柱结构问题,如腰椎侧凸。

综上所述,髋关节发育不良可能直接或间接地引起腰部不适,消除腰部不适需要根据患者的具体病情制定针对性的治疗措施。

 髋关节发育不良的自然病程是什么?

自然病程大致可分为以下阶段:

(1)可逆阶段:新生儿期,髋关节发育不良症状较为隐蔽,仅有部分婴儿出现畸形。若在此阶段发现并及时治疗,疾病还可逆。

(2)不适应期:儿童期,随着孩子的活动增多,可能出现跛行、步态异常等表现。若在此阶段发现并及时治疗,部分病例仍

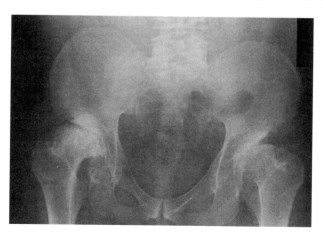

图中髋关节发育不良患者的髋关节软骨消失,为骨关节炎终末期

有一定恢复的可能。

（3）不可逆阶段：成年后，如果患者没有得到及时的手术治疗，疾病会逐渐进展，发展为髋关节病变，如骨关节炎等，从而导致疼痛、关节功能下降，甚至活动受限。此阶段治疗以控制症状和保护关节功能为主，以减缓疾病进程。

因此，早期发现和早期治疗是预防髋关节发育不良恶化的关键。

21 髋关节发育不良是否会遗传？

髋关节发育不良的发病是受多种因素影响的，遗传因素是其中一个可能的影响因素。多项研究发现，家族史中存在髋关节病变的患者，与新生儿或婴儿出现髋关节发育不良的风险有一定关联。

尽管遗传因素可能对髋关节发育不良有一定影响，但仍需要综合考虑其他多种可能引发髋关节发育不良的因素。对于担心髋关节发育不良遗传的家庭，建议进行适当的产前检查和筛查。新生儿出生后，应及时进行髋关节检查，并评估患儿的髋关节状况，以便尽早发现异常。

22 如何区分髋痛是由髋关节发育不良引起的还是髋臼唇损伤引起的？

髋关节发育不良和髋臼唇损伤所引起的髋痛在临床表现上

会有一定差异，以下是两者的区别：

（1）疾病出现的年龄和性别：髋关节发育不良通常是在新生儿或婴儿阶段就可以被发现，而髋臼唇损伤通常出现在成年人或老年人中，尤其是过度使用髋关节或产生冲击的运动员中。

（2）疼痛区域：髋关节发育不良的疼痛通常发生在髋关节外侧区域，可能表现为大腿外侧偏紧、行走困难、步态改变或马步，而髋臼唇损伤的疼痛通常发生在髋部前侧、C区及腹股沟等区域，可能扩展到大腿，尤其是在大量活动或长时间坐着时。

（3）疼痛类型：髋关节发育不良可能无明显疼痛表现或不易被描述，而髋臼唇损伤的疼痛通常是钝痛或锐痛，特定的髋关节活动，如扭转或弯曲时，可能加重疼痛。

总的来说，髋关节发育不良所引起的髋痛无明显特异性，患者往往较难准确定位，早期发现和治疗是关键，而髋臼唇损伤常见于活跃的运动员或者过度使用髋关节的个体，痛点易明确，运动时锐痛较多见。

23 髋关节发育不良患者已发生髋关节不适后若减少运动量是否会减轻髋部症状？

如果髋关节发育不良的病程处于早期阶段，临时性的休息或者减少运动量可能有助于缓解疼痛和不适。另外，还可以通过物理治疗，如热敷或冷敷、轻度拉伸等方式缓解不适感。然而，如果髋关节发育不良已经引发了重度髋关节畸形或功能异常，仅仅靠减少运动量可能并不足以改善症状,还需要医疗干预,如手术治疗。更重要的是,对于髋关节发育不良患者,最主要的治疗目标是纠正髋关节的异常结构并恢复其功能,而不仅仅是简单的症状缓解。

24 髋关节发育不良是否会引起股骨头坏死?

股骨头坏死是指股骨头的血液供应中断而导致骨细胞死亡的一种情况,严重的坏死可能会导致关节表面坍塌,进一步影响髋关节的功能。髋关节发育不良作为一种先天性髋关节稳定性缺失疾病,本身不会直接导致股骨头坏死。但若不治疗髋关节发育不良,随着髋关节发育不良病程的进展,造成关节软骨的磨损及骨关节炎的发生,就有可能会增加股骨头逐步吸收的风险。

第四篇
髋关节发育不良的诊断

25 髋关节发育不良常见的临床体征有哪些?

（1）异常步态：由于髋关节的功能和稳定性受到影响，患者可能会出现异常的步态或者跛行。

（2）股骨长度不同：髋关节受髋关节发育不良影响时，患侧股骨可能会比健侧短。临床上，医生可能会观察到不同的膝关节高度，或者一条腿看起来比另一条腿短。

（3）髋关节活动受限：严重的髋关节发育不良会导致髋关节的活动范围受到限制，特别是在尝试向内旋转或分开腿时。

（4）臀纹不对称：在新生儿翻身或换尿布时，可能发现两侧臀部大小不一或是臀纹不对称。

（5）"嘎吱"声或"咔嗒"声：在检查患儿的髋关节移动时，可能会听到"嘎吱"声或"咔嗒"声，这被称为 Ortolani 征，是髋关节发育不良的重要早期临床指标。

（6）疼痛：虽然在新生儿和婴儿时期不容易发现，但在年龄较大的儿童或者青少年中，髋关节发育不良可能会导致髋关节或者躯干疼痛。

26 髋关节发育不良患者为什么会表现为"内八字"步态？

（1）髋关节不稳定或脱位：在髋关节发育不良患者中，髋关节的结构和形状可能不正常。例如，髋臼过浅，无法完全覆盖和支持股骨头，导致髋关节不稳定或完全脱位。这会使得患者为了保持平衡，不得不在行走时采取"内八字"步态。

（2）股骨前倾过大：在一些严重的髋关节发育不良病例中，由于髋关节和髋臼的异常发育，可能导致股骨过度地向内旋转。这种变化会直接影响步态，患者为了维持髋关节的前方稳定性，会不自觉地在行走时表现出"内八字"步态。

（3）肌肉紧张和失衡：如果髋关节的稳定性受到影响，周围的肌肉为了维持髋关节稳定，可能会长期处于紧张状态。如股内收肌过度紧张，会使腿部向内收，从而表现为"内八字"步态。

27 常规体格检查对髋关节发育不良诊断价值不高的原因是什么？

髋关节发育不良在成人期的诊断主要依靠影像学检查。常规体格检查包括观察步态、腿部长度、髋关节活动度等物理特征，然而，这些对于准确判断髋关节发育不良并不总是有效的。

（1）髋关节不稳定状态的判断难度：常规的体格检查可能无法准确地检测髋关节的不稳定状态。虽然有"4"字试验等体格检查,但是此类体格检查并无法直接证明髋关节不稳定,只能作为辅助参考。

(2)不易发现的症状:一些可能的髋关节发育不良症状如疼痛或不适并不容易通过行为表现出来,也不能借助常规体格检查进行观察。

(3)其他疾病的影响:髋关节异常也可能是由于其他疾病引起的,如肌肉萎缩或脊髓病变等,常规体格检查可能误将这些疾病的表现识别为髋关节发育不良。

因此,尽管常规体格检查对于髋关节发育不良的诊断有一定的参考价值,但是还需要借助更专业的影像学检查(如超声或MRI 等)来更准确地评估髋关节的状况和确立诊断。

28 什么是外侧中心边缘角?

髋臼外侧中心边缘角是一种用于评估髋关节问题,特别是发育性髋关节病变(即髋关节发育不良)的辅助诊断工具。它是由Wiberg 在 1939 年首次提出的。

这个角度是通过骨盆正位 X 线片得出的,测量方法是:① 确定股骨头中心点,然后找到髋臼外侧缘;② 从股骨头中心点向髋臼外侧画一条线;③ 从股骨头的中心做垂线,两线交角就是外侧中心边缘角。

正常情况下,髋臼外侧中心边缘角的范围应为 25°～35°。

若＞40°可能是覆盖过度的表现，这可能会导致撞击风险增加并增加髋臼唇损伤的风险。更严重的是，如果髋臼外侧中心边缘角＜20°，可能表明髋臼不能充分覆盖股骨头，这是髋关节发育不良的表现。

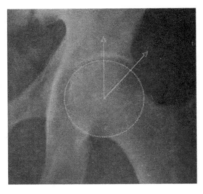

外侧中心边缘角的测量方法：股骨头中垂线与髋臼负重面边缘、股骨头中心连线的夹角

29 什么是髋臼指数?

成人髋臼指数也称作 Tönnis 角，指的是在平卧位骨盆正位X线片上，髋臼顶部内外侧连线与水平线的夹角。一般认为髋臼指数在 10°以下为正常。若髋臼指数＞10°，有外侧不稳定的可能性。髋臼指数是评估髋关节发育和髋臼形态的一个重要指标，主要用于评估发育性髋关节脱位和髋关节发育不良的程度。

髋臼指数是通过测量 X 线片中的髋臼角度来进行评估的。

一般来说,髋臼角度越大,髋臼越倾斜,则可能会增加髋关节脱位的发生风险。

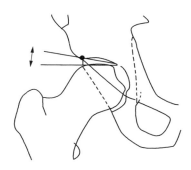

髋臼指数的测量方法：髋臼顶部内外侧连线与水平线的夹角

30 什么是股骨头外露指数?

股骨头外露指数也常被用于评估髋关节发育不良。与髋臼外侧中心边缘角一样,这个指数通常是通过骨盆正位 X 线片来测量的。

测量方法：首先确定股骨头的水平直径,然后测量髋臼边缘到股骨头外侧边缘的距离。将这两个距离进行比较,计算出比例或百分比来得到股骨头外露指数。

正常髋关节外露指数应＜25％。在正常髋关节中,股骨头应该大部分被髋臼覆盖。如果股骨头外露出髋臼的部分增多,则表明可能存在髋关节问题,如髋关节发育不良。

股骨头外露指数的提出旨在为髋关节的健康状态进行更全面的评估，与其他诊断工具（如外侧中心边缘角）一起使用，可以更准确地判断患者是否存在髋关节发育不良，以及评估髋关节发育不良的严重性。

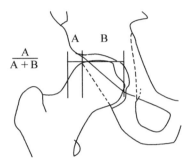

股骨头外露指数：股骨头未被髋臼覆盖部分（A）和股骨头直径（A＋B）比值

31 髋关节发育不良诊断的影像学诊断标准是什么？

（1）外侧中心边缘角：该指标衡量髋臼对股骨头的覆盖程度。正常值通常为 25°～35°。若 20°≤外侧中心边缘角＜25°被认为是临界型髋关节发育不良，＜20°为髋关节发育不良。

（2）股骨头外露指数：该指标衡量髋臼对股骨头的覆盖程度。正常值通常＜25％。数值越高，表明发育性髋关节病变程度越严重。

（3）髋臼指数：衡量髋臼倾斜程度。正常成人的数值应在

10°以下。如果数值较高,这可能提示髋关节发育不良。

（4）骨盆倾斜角：用于衡量骨盆前后倾斜程度。与髋关节发育不良的诊断关系较小,但可能与髋关节压力分布和骨盆位置有关。

（5）Shenton 线：这是连接股骨颈和髋臼底部的一条想象线。Shenton 线在正常关节中是连续的,但在髋关节发育不良患者中可能不连续,可作为髋关节发育不良的一个诊断依据。

32 为什么不同医生测量外侧中心边缘角的结果差异较大?

不同医生手动测量外侧中心边缘角存在差异的主要原因有两点：一是在圈选股骨头的大圆时圆心的选择不一致；二是对于髋臼外侧边缘的选择存在差异,对于髋臼外侧边缘的选取是应选择髋臼最外侧边缘点还是髋臼硬化带最外侧点,现仍存在争议,这两种测量方法均存在。综上,此两种因素会导致较大的测量差异。

33 髋关节发育不良患者做了 X 线检查外为何还要加做髋膝同扫 CT，意义在哪?

成人的髋关节发育不良往往会合并膝关节髌股关节的发育异常,髋膝同扫 CT 可以在明确髋臼情况的同时,明确膝关节的具体情况。

同时,髋关节发育不良往往伴随着股骨侧的发育异常,主要表现在股骨近端的股骨颈角和远端股骨后髁角的合成角——股骨前倾角角度过大,若股骨前倾角>40°,则股骨的侧前方稳定性会降低,需合并髋关节股骨侧截骨来纠正股骨前倾角,以重建股骨侧稳定性。

髋膝同扫 CT 可以同时扫描骨盆和股骨全长,避免了重复扫描时体位变动对扫描结果的影响。

34 为何对髋关节发育不良患者来讲,双髋 MRI 检查要比单髋更优先?

双髋 MRI 检查对于髋关节发育不良患者来说更优先,主要是基于以下几个原因:

(1)双侧评估:即使症状只出现在一侧,也可能存在双侧髋关节病变的情况。进行双侧评估可以更准确地判定病变的侧别、严重程度,并制定出最合适的治疗方案。

(2)具有对比意义:对于一些诊断复杂或困难的临床情况,双侧髋关节的比较可能对诊断和治疗计划有帮助。特别是在进行手术准备的时候,需要了解对侧正常的髋关节情况,这有助于改良和调整手术方案。

(3)预防性检查:进行双髋检查还可以帮助医生发现对侧早期的病变,理想情况下可以在恶化之前提前介入,进行预防性的治疗。

（4）影像操作便利性：双侧伤病对比，可以方便医生或放射科技师进行影像采集和比较分析。

因此，进行双髋 MRI 检查对于髋关节发育不良患者来说是很重要的。并且为了在治疗上达到最佳效果，它通常也是医生推荐的优先选择方式。

35 为何患者出现髋痛后，髋关节发育不良常被漏诊？

髋关节发育不良在一些情况下容易被漏诊，主要原因包括以下几点：

（1）非典型症状：髋关节发育不良的症状不一定明显，很多时候患者会出现关节疼痛、行走不适等症状，容易被误认为其他骨科疾病或肌肉炎症等。

（2）诊断经验不足：如果医生在日常实践中没有积累足够的关于髋关节发育不良的诊断和治疗经验，可能难以在初步诊断阶段正确认识到该疾病。

（3）影像学检查限制：现今的临床骨科影像诊断已趋于精细化和专业化，往往倾向于精度更高的 CT 和 MRI 检查，单纯的 X 线检查已不作为非外伤性患者检查的首选，而髋关节发育不良的主要诊断依据为 X 线片上的外侧中心边缘角，故而从技术层面上容易漏诊。

（4）医生关注度不够：细致询问病史及全面、综合评估患者的症状对于诊断是非常重要的,但有时医生可能受限于时间、资源等无法充分关注细节,导致漏诊。

36 髋关节发育不良的骨性缺损只发生在外侧面吗?

　　髋关节发育不良在二维 X 线片上主要表现为髋臼外侧缘的骨性缺损,主要表现为髋臼外侧缘对股骨头的覆盖不足,外侧中心边缘角<25°,股骨头外露指数≥25%。因髋关节发育不良的诊断标准为单一的外侧中心边缘角,所以在很长一段时间内,我们认为骨缺损主要发生在外侧面。随着影像学及数字重建技术的发展,逐渐有学者对髋关节发育不良的髋关节进行了三维重建,重新提出了髋臼前外侧缺损的观点。学界也逐渐增加了对髋关节前后方覆盖的关注,逐渐认识到发育不良是一个关节的整体病理改变,在前侧、前外侧、外侧,甚至少数患者的后侧,都有可能存在骨性覆盖不足或者不稳定的情况。但目前成体系的理论研究尚比较欠缺。

第五篇
髋关节稳定性的相关理论

37 为什么髋关节发育不良会引起髋关节不适?

（1）关节应力集中：由于股骨头和髋臼之间的结构异常，使得关节负担分布不均匀，导致部分关节承受过大压力。这种不正常的压力分布很可能损伤软骨和关节，进而引起疼痛。

（2）关节软骨磨损：在髋关节发育不良患者中，股骨头和髋臼之间的关系可能不太稳定。随着时间的推移，不正常的关节运动可能导致关节软骨磨损，增加骨关节炎的患病风险，进而引发疼痛。

（3）关节活动受限：髋关节结构异常可能会导致关节活动受限、关节僵硬，肌肉和韧带也可能因长时间处于异常状态而出现紧张、发炎，从而引发疼痛。

（4）肌肉和韧带不平衡：髋关节结构的不正常可能导致附近肌肉和韧带负担不均衡，部分肌肉可能会长时间处于紧张状态，或者承受不正常的拉力，进而引发疼痛。

（5）关节滑膜炎：髋关节发育不良引起的关节结构异常和磨损可能会导致关节滑膜受到刺激，出现炎症反应。滑膜炎会释放炎症因子,增加关节内压力,从而引发髋关节疼痛。

38 髋关节发育不良引起髋关节不稳定的解剖机制是什么?

髋关节作为人体主要的负重关节,在日常活动中需要频繁地做出屈曲、伸展、内旋、外旋等各个方位的运动,正常的髋关节作为一个球窝关节,通过髋臼和股骨头的适当覆盖匹配及髋臼唇、关节囊提供补充稳定性,得以顺利完成整个活动。但由于髋关节发育不良患者的前侧或外侧覆盖缺失,无法提供充分的骨性稳定性。此外,髋关节发育不良患者的股骨侧很有可能合并前倾角过大的病理条件,共同造成了髋关节的骨性不稳定基础。髋关节发育不良患者还有可能同时存在关节韧带的松弛,致使软组织在骨性结构稳定性缺失时无法提供稳定性的支持,故而造成了整个髋关节的稳定性缺失。

39 髋关节发育不良会造成髋臼唇损伤吗?

髋关节发育不良患者的髋关节不稳定,而髋关节不稳定可能会导致髋臼唇损伤。髋臼唇是髋关节维持关节稳定性的重要软组织结构之一。髋臼唇是一层软组织,它环绕在髋关节的髋臼边缘,有助于深化髋臼对于股骨头的覆盖,增加稳定性,减少股骨头脱位的可能性。如果髋关节存在不稳定的现象,股骨头和髋臼就可能会产生异常的摩擦和冲击,导致髋臼唇受损。因而髋关节不稳定可导致髋臼唇损伤、撕脱、钙化或囊性变。

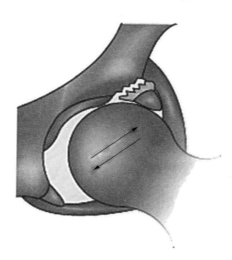

髋臼唇因遭受较大剪切力而发生撕裂

40 髋关节发育不良患者的圆韧带会损伤吗?

圆韧带是髋关节的关键部分之一,它起源于髋臼的底部,穿过髋臼,附着在股骨头上。圆韧带的主要作用是限制股骨头的运动,使股骨头能在关节内保持正确的位置。因此,当髋关节不稳定时,圆韧带作为维系髋关节稳定性的结构对股骨头起到了栓系作用,有可能会受到损伤乃至发生断裂。圆韧带受到损伤时,表现为髋关节疼痛、活动受限。

41 **为何髋关节发育不良患者的髋臼唇、关节囊等软组织较正常人相对肥厚一些?**

（1）缓解压力：由于髋关节发育不良患者的髋臼过浅且髋关节不稳定，股骨头可能超过了髋臼的容纳范围，导致关节内的压力增加。为了减缓和分散这种非正常的压力，相应的软组织就可能会有一定的肥厚反应。

（2）黏液堆积：关节不稳定或脱位会使关节腔内形成黏液，导致关节囊较正常情况肥厚。

（3）病态改变：在髋关节发育不良的患者中，长期存在的骨骼不稳定性和异常关节运动会对髋关节周围的软组织造成慢性刺激和损伤，这可能会导致这些组织发生适应性、反应性的增厚，比如滑囊肥厚、肌肉肥大等。

42 **髋关节发育不良患者会出现髋关节撞击现象吗?**

是的，髋关节发育不良患者很可能会出现髋关节撞击现象，这也被称为髋关节撞击综合征。

髋关节撞击综合征的发生通常是由于髋关节的结构异常，使得在行动时髋关节的某些部位互相摩擦或撞击，产生疼痛和不适。主要有三种类型，分别为凸轮型撞击、钳夹型撞击和混合型撞击。

在髋关节发育不良患者中，由于股骨头和髋臼的不正常关系,以及髋臼的不正常发育,可能会导致在关节活动时发生撞击。另外,由于髋关节发育不良可以导致股骨头偏离正常位置,这也有可能导致股骨颈与髋臼边缘的撞击。

髋关节撞击如果不及时治疗的话,可能会导致关节过度磨损、髋臼唇撕裂,甚至出现早期髋关节炎。因此,如果髋关节发育不良患者出现髋关节疼痛、活动受限等症状,应考虑可能存在髋关节撞击,须尽快寻求医疗帮助。

 ## 髋关节发育不良的临床症状和髋关节撞击综合征引起的髋部不适有无异同?

髋关节发育不良和髋关节撞击综合征虽然都发生在髋关节区域,但它们的临床表现有所不同。

髋关节发育不良的临床症状包括:

(1)行走异常:可能出现跛行或行走时感觉髋关节不稳。

(2)下肢长度不同:患侧下肢可能比健侧短。

(3)关节疼痛:可能有持续性或间歇性的髋部疼痛,主要疼痛区域在髋外侧。

髋关节撞击综合征的临床症状包括:

(1)关节疼痛:患者在跑步、爬山、蹲或长时间坐立时可能会感到髋部疼痛,主要疼痛区域在髋前侧。

(2)髋关节活动受限:感觉髋关节活动受限,特别是做扭转、弯曲并向内旋转的动作时。

（3）异响：髋关节活动时，可能出现"咔咔"声响。

就异同点而言，两者都可能表现为关节疼痛和活动异常，但髋关节发育不良的疼痛可能更为隐匿，多为行走时有不适感，定位常常不精确。而髋关节撞击综合征的疼痛常在活动过程中表现得更明显，定位较容易。

 ## 44 为何髋关节发育不良患者髂前下棘通常是肥大的？

在髋关节发育不良患者中，髋臼的形状和深度往往会发育不完全，而髋关节的稳定性又依赖于股骨头和髋臼之间的良好匹配。髋臼边缘的骨性突起，特别是髂前下棘，在正常情况下起到了稳定肌腱和关节的作用。

当髋关节发育不良时，关节内部的负荷分布发生改变，导致髂前下棘承受更大的压力。由于生物力学的适应性，骨头在持续过载时可能会发生骨性增生，髂前下棘可能因此变得肥大。这种情况同时可能导致附近的肌腱（如股直肌肌腱）受到挤压和磨损，从而加剧髋关节的疼痛和活动受限。同时，这种骨性增生可能使髋关节发育不良患者更容易发生髋关节撞击。

髋关节发育不良患者中髂前下棘肥大的原因主要是由于关节内部负荷分布和生物力学适应性发生改变。这种状况可能导致附近的肌腱受损，进一步加重症状。

髋关节发育不良患者经常被诊断为膝关节髌骨软化是因为什么?

　　髋关节发育不良患者很大程度上会同时存在膝关节髌股关节发育不良,髌股关节存在生理性改变。这是因为髋关节发育不良会导致步态的改变和骨骼结构的不正常对齐,也会影响负荷分布和力线,在时间的推移下可能会加重膝关节,特别是髌骨的压力,多种因素叠加就可能造成髌骨软化。

46 髋关节发育不良患者为什么会出现坐骨股骨撞击?

　　髋关节发育不良患者一般都存在髋臼过度前倾和股骨前倾

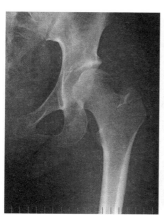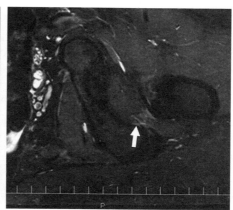

箭头所指为股方肌水肿信号,提示坐骨股骨撞击

角过大的情况。在此情况下坐股间隙将会明显狭窄,同时股骨侧常伴有股骨颈干角过大的情况,这些都是坐骨股骨撞击的高危因素,因而髋关节发育不良患者好发坐骨股骨撞击。

47 臀后侧疼痛是髋关节发育不良引起的吗?

髋关节发育不良极少引起臀后侧疼痛,臀后侧疼痛常见于:

(1)坐骨神经痛:由于各种原因,如腰椎间盘突出、肌肉紧张或炎症等,压迫或刺激坐骨神经,从而导致沿着臀部及下肢一侧的神经性疼痛。

(2)肌肉拉伤:臀部及周围区域的肌肉,如臀大肌、半腱肌、半膜肌等过度拉伤或撕裂,都可能引起臀后疼痛。

(3)坐骨股骨撞击:股骨小粗隆和坐骨结节之间的异常接触在运动时挤压股方肌而形成水肿,刺激神经引起臀后侧疼痛。

(4)滑囊炎:滑囊是一个充满润滑液的小囊,主要作用是缓解相邻骨头和软组织之间的摩擦。髋后部有几个主要的滑囊,当其中一个发生炎症时,便可能导致臀后侧疼痛。

48 髋关节发育不良患者出现髋臼前方囊性变是怎么回事?

髋臼前方囊性变一般是由于长期应力集中导致软骨受损后,

关节液进入髋臼并反复发生此损伤过程所导致。在运动过程中，髋关节可能会受到撞击，导致髋臼前方区域发生损伤，进而形成囊性变。这种损伤可能与髋关节的稳定性不足有关，因为稳定性不足会增加髋部结构受到损伤的风险。实际上，髋臼前方囊性变往往是多种因素共同作用的结果。髋关节撞击可能会导致明显的急性损伤，而长期的髋关节不稳定则可能导致关节面和周围结构的慢性受损。因此，髋臼前方囊性变通常是由髋关节撞击和不稳定因素的综合影响所致。

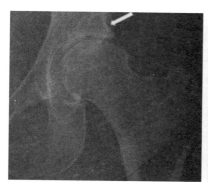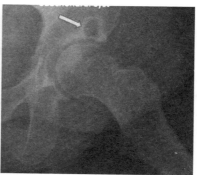

箭头所指为骨性囊性变区，位于髋臼前外侧

第六篇
髋关节发育不良的手术治疗

49 不同年龄段的髋关节发育不良都需要做手术吗?

随着患儿年龄的增长,治疗原则会有所不同,主要分为以下几种情况:

新生儿到 6 个月:在此阶段,主要依赖保守治疗,如使用 Pavlik 带,以帮助稳定髋关节,促进正常发育。

7 个月到 18 个月:尽管在此阶段,一些情况下还可以使用保守治疗,但有些情况则可能需要进行手术治疗,如闭合复位加髋关节固定术。

18 个月以上:此阶段通常需要行开放性手术治疗,如先天性髋关节脱位髋臼成形术等,以重建正常的髋关节结构。

50 儿童佩戴 Pavlik 带很麻烦, 能不佩戴而加强随访吗?

不能,一旦高度怀疑髋关节发育不良,对于幼儿来说,佩戴 Pavlik 带是一种高效而简单的治疗方法。如果患儿确诊髋关节发育不良而不佩戴 Pavlik 支具,将无法做到早期干预并获得很好的治疗效果,因而建议确诊患儿一定要佩戴。

 什么是髋臼周围截骨术?

髋臼周围截骨术是一种用来改善髋关节功能和减轻疼痛的手术方式。它通常被应用于治疗严重的先天性髋关节脱位、髋关节发育不良或某些类型的髋关节炎。髋臼周围截骨术的主要目的在于通过弥补髋臼对于股骨头覆盖的不足而起到稳定髋关节的作用。

 髋臼周围截骨术的主要目标是什么?

髋臼周围截骨术的主要目标包括:

(1)重建关节解剖结构:符合人体生理学的规律,截骨后通过旋转和移位,使得截骨块重新摆放,改善覆盖情况。

(2)提高臼侧覆盖度:通过手术增加髋臼的覆盖,使股骨头被更充分地包覆,减少关节的受力面积,以防止股骨头及软骨的提前磨损和变形。

(3)矫正关节畸形,减少关节受力和关节磨损:通过改变髋臼的方向和位置,可以减少关节磨损,防止或延缓关节炎的发展。

（4）增强关节稳定性：通过改善股骨头与髋臼之间的关系，手术可以增强髋关节的稳定性，防止关节脱位或脱位倾向。

（5）缓解疼痛，改善功能：髋关节发育不良或畸形往往伴随着疼痛和功能不全，通过上述的矫正，可以显著改善患者的痛感和行动功能。

值得注意的是，髋臼周围截骨术通常适用于骨骼发育完全，但髋关节没有严重退行性改变的青少年或成年人。具体的手术方法应根据患者的病情、髋关节的退化程度及医生的临床经验来决定。

53 髋臼周围截骨术的常规入路是什么？

手术切口以髂前上棘外侧 2 厘米为中心，呈前弧形切开皮肤，深部采用 Smith-Petersen 入路，切开时注意保护股外侧皮神经。

54 髋臼周围截骨术需要截断哪些骨？

（1）坐骨：骨凿插入到关节囊的外侧和髂腰肌肌腱之间，骨凿尖端接触到髋臼下沟时向后侧打入，截断坐骨内、外侧壁。

（2）耻骨：完全截断耻骨上支。

（3）髂骨：髋臼上方截骨，轮廓髂骨的外侧皮质，约髂前上棘和髂前下棘的中间部分。向后指向,该点恰好位于坐骨切迹最近侧的延展部分的近侧,截骨深度约等于摆锯大锯片深度。

(4)髋臼后柱:沿髋臼后柱约1.5厘米截骨,连接坐骨与髂骨截骨线。

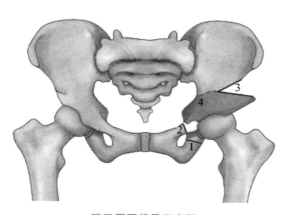

髋臼周围截骨示意图

1. 坐骨截骨;2. 耻骨截骨;3. 髂骨截骨;4. 髋臼后柱截骨

55 髋臼周围截骨术截断的骨都能愈合吗?

髋臼周围截骨术截断的骨头是可以愈合的。

在髋臼周围截骨术中,骨盆会在特定的部位被切割,包括髂骨、坐骨和耻骨,然后会将髋臼调整到一个更理想的位置,以改善其与股骨的对接匹配度。被切割的骨块会使用特殊的骨板和螺钉固定在新的位置。

术后,骨头的愈合需要一段时间,通常需要几个月。恢复期间,患者需要遵照医嘱进行恰当的康复训练,同时需要防止髋部过度使用或过度负重。

愈合速度因人而异,当然也与许多因素有关,包括年龄、身体总体健康状况、饮食情况(足够的蛋白质、钙和维生素D对于骨骼的恢复非常重要)、是否遵循康复指导等。"肉眼可见"的并合过程通常需要12~16周,但完全的生物力学愈合可能需要半年时间。

医生会定期通过影像学检查,比如X线检查,来评估愈合程度。达到期望的骨愈合和稳定性才是最重要的,而不仅仅是愈合的速度。

56 术后如耻骨不连续,对髋关节负重及骨盆稳定性有影响吗?

常规髋臼周围截骨术后的截骨块是可以愈合的,但如果髋关节外侧包容度极差,术中截骨块旋转角度较大,在此类极端情况下,耻骨没有愈合基础,术后耻骨骨不连是有可能发生的。但髋关节的主要负重区域为髋臼与股骨头接触区,耻骨为非负重区,故而耻骨不连续对于术后髋关节的整体稳定性影响较小。

57 髋臼周围截骨术的出血量大吗? 手术理念有何发展?

髋臼周围截骨术是一种相对较新的髋关节保护性手术。这项手术始于 20 世纪 80 年代,由瑞士骨科医生 Reinhold Ganz 首次提出并应用在临床实践中。

在此之前,治疗髋关节发育不良的方法并不理想,常用的治疗方法包括一些不太成功的髋关节手术,其中许多患者最终还是需要接受髋关节置换术。

在 1988 年,Reinhold Ganz 和他的团队最早发表了关于使用髋臼周围截骨术治疗髋关节发育不良患者的文章。随后在 20 世纪 90 年代,髋臼周围截骨术技术逐渐在欧洲和北美得到推广。

髋臼周围截骨术的目标是通过改变髋臼的位置和角度,让股骨头能更好地嵌入髋臼,从而提高关节的稳定性和承重能力。通过这种方法,髋臼周围截骨术在很多病例中成功地延缓了髋关节磨损的进程,提高了患者的生活质量。

如今,随着技术的不断改进和医生经验的积累,髋臼周围截骨术已被证明是一种非常有效的、可延迟或避免髋关节置换的治疗方法,在骨科领域得到了广泛认可。21 世纪初,该手术进入国内,经过 20 余年的改进,该手术现今在大型保髋平台已相当成熟,出血量可以控制在 600~800 毫升,且并发症发生率极低。

 髋臼周围截骨术会影响女性骨盆环完整性进而影响分娩吗?

虽然在手术过程中,需要进行髋臼截骨和重新定位,但髋臼周围截骨术对于骨盆环的影响并不大。尽管手术会改变髋臼的角度和位置,但对于大多数经历过髋臼周围截骨术的女性来说,这并不会对自然分娩产生重大不良影响。

在术后康复期间,骨盆周围的骨折会愈合,手术并不会破坏女性骨盆的主要功能结构。事实上,髋臼周围截骨术的主要目的是恢复髋关节的正常解剖关系和功能,使关节能够更好地发挥承重作用。

综上所述,尽管髋臼周围截骨术会影响骨盆,但大多数女性患者可以在医生的评估和建议下正常分娩。在计划怀孕之前,建议与骨科医生和产科医生进行充分沟通,以确保自己的健康状况和手术恢复状况适合怀孕、分娩。

59 育龄期女性若发现髋关节发育不良,是先行保髋截骨还是先备孕?

患有髋关节发育不良的女性建议在怀孕之前接受髋臼周围截骨术治疗。这是因为怀孕时体重的突然增加及体内激素水平的急剧变化会极大地增加髋关节的负担,对髋关节稳定性造成极大挑战。怀孕往往会成为加重或导致髋关节丧失稳定的一大因素。因此,女性应在备孕之前综合评估髋关节的稳定性,否则可能会因为怀孕的体重和体内激素变化而诱发髋关节病。

髋臼周围截骨术出血量大，会引起休克吗？

　　髋臼周围截骨术确实有可能比普通手术的出血量大，因此需要做好足够的血液储备。尽管手术的出血量可能较大，但在经验丰富的医生手中，通过适当的手术技巧和术后管理，患者的失血量将被降至最低。

　　在术前，医生会对患者进行充分的评估，包括血液检查、药物过敏试验等，并严格监测手术过程和术后恢复过程。医生还会使用多种策略，如控制手术时间、使用止血材料，并在术后采取积极的复苏策略以尽可能地减少出血风险。随着科技进步，自体血回输设备已成为髋臼周围截骨术的常规设备，大大降低了手术前后的总失血量。

　　血液丢失过多是否会导致休克，这取决于多个因素，包括患者本身的健康状况和抗压能力、手术过程中的血液管理情况，以及术后的护理状况等。如果手术和术后管理得当，休克的风险会被最小化。

 为什么明明是髋关节发育不良，有时还需要加做股骨侧截骨？

　　（1）改善髋关节的稳定性：股骨侧截骨可以通过改变股骨颈的角度和位置来提高髋关节的稳定性。在髋关节前方不稳的情况下,通过手术干预调整股骨的位置,可以减轻关节不稳的症状。

(2)纠正股骨力学异常:有些患者可能存在髋关节发育异常,如股骨颈过短或过陡等情况,这可能导致髋关节前方不稳。股骨侧截骨可以通过重建正常的股骨形态,以纠正髋关节发育异常,减轻关节不稳的症状。

(3)避免髋关节退变:长期的髋关节前方不稳可能会导致髋关节发生退变和疼痛。通过股骨侧截骨可以改善髋关节的运动学性能,减少不稳对髋关节的影响,从而有助于延缓关节的退变进程。

62 加做股骨侧截骨的诊断标准是什么?

髋关节前方不稳定是由于髋臼前缘对于股骨头限制不足所导致,当股骨前倾角>35°或股骨颈干角>145°时,就可能要考虑股骨的去前倾截骨。

63 髋臼周围截骨术的常见并发症有哪些?

虽然手术效果通常是有效的,但与所有手术一样,髋臼周围截骨术也存在一定的并发症风险。以下是一些常见并发症:

(1)感染:手术切口可能发生感染,需要抗生素治疗,若更严重则需要行清创手术。

（2）出血：手术过程中或者术后可能出现出血情况，只有在极个别情况下，出血量严重时需要手术干预或输血。

（3）血栓：术后可能导致下肢静脉血栓形成，预防措施包括穿着抗血栓袜、使用抗凝药物和及时的康复活动等。

（4）神经损伤：手术过程中可能损伤到髋关节周围神经，如坐骨神经。神经损伤可能导致感觉或运动功能障碍。神经损伤大部分会随着时间的推移而逐渐恢复，但也有可能产生长期影响。

（5）骨不连：手术切割的骨片可能出现愈合延迟或者骨不连现象，这需要密切观察并可能需要进一步治疗。

（6）关节僵硬：术后康复过程中，关节活动度可能会受限，需要进行康复治疗以帮助患者恢复关节功能。

64 截骨若发生神经激惹，术后多久能恢复？

髋臼周围截骨术术中不可避免地会造成股外侧皮神经的牵拉激惹。股外侧皮神经是大腿的一部分神经系统，主要负责大腿外侧的皮肤感觉。它源自腰丛，大致在第 2 腰椎和第 3 腰椎椎体水平分出，通过髋部的髂肌缝隙进入大腿，支配大腿外侧的皮肤。

当股外侧皮神经受压或受损时，可能会导致股外侧皮神经痛，表现为大腿外侧疼痛、麻木或刺痛。术后患者会不同程度地感到大腿前侧、外侧皮肤有麻木刺痛感，通常在术后该情况会持续数月至1年，神经的恢复速度因人而异，可服用神经营养药物来缓解刺痛麻木症状。

65 髋臼周围截骨术术中能同时处理髋臼唇损伤吗？

可以。髋臼周围截骨术通常用于治疗髋关节发育不良。在这种手术中，髋臼会被非常精细地截开，然后移动到较为正常的位置，使得髋臼能更好地覆盖住股骨头，从而改善髋关节的稳定性，减轻疼痛并防止进一步的关节损伤。

在很多情况下，确实可以在进行髋臼周围截骨术的同时，对髋臼唇进行修复。然而，如果髋臼唇损伤严重，就不应单纯地修补髋臼唇。可能需要在髋臼周围截骨术之外，找出髋臼唇损伤的病因，视情况将产生髋臼唇损伤的骨性结构一并修复。

66 上下截骨后，对关节囊的处理是否需要加强缝合或折叠缝合？

对于关节囊松弛或术前髋关节整体稳定性极差的患者可加强缝合关节囊。髋关节囊，尤其是髂股韧带是维持髋关节前方稳定性的主要软组织结构之一，因而对于髋关节发育不良截骨，通过加强缝合以髂股韧带为主的前方关节囊，可以进一步增加髋关节前方的稳定性。当髋关节前方不稳时,加强缝合关节囊的目的是提供额外的支持和稳定性,以恢复关节的正常功能和活动范围。通过加强缝合关节囊,还可以修复撕裂或松弛的组织,并重新紧固关节囊,使其能够固定髋关节。这样可以减轻疼痛,恢复关节的稳定性,预防进一步的关节损伤,并帮助患者恢复正常的活动能力。术中,通常会使用线缝合关节囊的撕裂或松弛部分,以固定和重新建立关节囊的结构。手术后,患者需要进行康复锻炼和物理治疗,以恢复肌肉力量和关节灵活性。

 简单的髋臼唇修补及关节囊加强缝合可以治疗髋关节发育不良吗?

不可以。成人髋关节发育不良属于骨性结构异常,而髋臼唇损伤属于髋关节发育不良导致的稳定性异常所产生的伴随症状。髋臼唇修补虽可以修补受损伤的髋臼唇,但无法解决产生髋臼唇损伤的原因,既无法重建髋关节稳定性,也无法治疗髋关节发育不良。故而,对于软组织的修补无法治疗骨性结构异常,因此需要采用髋臼周围截骨术来重新定位髋臼覆盖,以解决根本问题。

 髋臼周围截骨术治疗后是不是就可以终生不换关节了?

髋臼周围截骨术的手术目标是改善髋臼覆盖,增加髋臼对股骨头的包容情况,改善髋臼-股骨头这个球窝关节的匹配度,进而在负重时改善原本的应力集中情况,大大减缓关节面的软骨磨损。但是保髋手术的治疗效果与术前患者的个人髋臼覆盖条件及软骨条件密切相关,保髋时限因人而异。手术完成后髋臼覆盖若能恢复为正常人的覆盖水平,则患者老年后的骨关节炎发生率和关节置换率可与正常人相近,但并不是可以保证终生不换关节。

69 手术治疗后髋关节是否能达到正常髋关节水平?

手术治疗是对髋关节发育不良进行矫正的一种方法,它旨在改善髋关节的结构和功能。手术的目标是恢复髋关节的正常位置和稳定性,减少关节磨损和疼痛,同时提高生活质量。

然而,术后是否能达到正常髋关节水平取决于多种因素,包括患者的年龄、疾病严重程度、手术的时机和技术,以及术后的康复情况等。

早期识别和治疗髋关节发育不良的情况下,手术治疗后的恢复情况通常是比较好的,可能接近或达到正常髋关节的健康水平。

然而对于情况严重或者是在成年后才开始进行治疗的患者来说,尽管手术可能显著改善症状和生活质量,但是髋关节能否达到正常水平还和发育不良的严重程度有关。若为轻中度的发育不良,那么通过髋臼周围截骨术后髋臼整体稳定性完全可以达到正常人水平。但若为极差型发育不良,则术后情况往往无法完全达到正常人的髋臼覆盖水平。

70 若髋、膝关节均有发育不良,通过髋臼周围截骨术治疗后膝关节症状会好转吗?

对于部分患者来说,通过髋臼周围截骨术来修复髋关节问题,可能可以改善其步态和姿势,从而减少膝关节的不适。然而,膝关节症状的好转程度与个体情况有关,包括膝关节发育不良的程度、手术效果、术后康复情况等。

需要注意的是,髋臼周围截骨术主要针对的是髋关节问题,对于膝关节发育不良本身可能无法直接解决。如果膝关节问题较为严重,可能需要患者就医以寻求独立的治疗方案。

71 上截骨时外旋的髋臼外侧缘是否会引起阔筋膜张肌的紧张不适?

不会。阔筋膜张肌的紧张不适主要表现为在步行或跑步过程中,髋关节外侧大粗隆附近会有软组织滑过的弹跳感,偶尔会伴随"啪嗒"声,这是由于髂胫束过紧的原因。在髋关节发育不良患者中,髋关节外侧稳定性的缺失往往造成股骨头有向外侧移位的趋势,在髋关节失稳的过程中,软组织存在一定的代偿作用,部分表现为阔筋膜张肌(髂胫束)紧张不适。但髋关节发育不良患者行髋臼周围截骨术后，骨性覆盖能够得到满足，髋关节趋于稳定，软组织代偿情况减少，阔筋膜张肌(髂胫束)紧张情况能够减轻。

 什么程度的髋关节发育不良已不适合做髋臼周围截骨术?

（1）髋关节高脱位：髋关节完全脱位合并髋臼未发育或在原髋臼上方形成假臼，此类患者已不适合做髋臼周围截骨术。

（2）关节高度破坏：如果髋臼软骨已经严重磨损或严重变形，导致无法通过调整位置来修复，这种情况可能不适合做髋臼周围截骨术。

（3）骨关节炎终末期：如髋关节发育不良保守治疗时间较长或发现较晚已进展至骨关节炎终末期，且软骨条件极差，则不适合再行髋臼周围截骨术。

73 髋臼周围截骨术需做好什么术前准备?

（1）重新使用计算机精准测定髋臼的发育情况，包括但不限于外侧中心边缘角、髋臼指数、Sharp 角等参数，为髋臼周围截骨术截骨块的旋转制定相应的手术计划。

（2）重视髋臼前后侧覆盖，在改善外侧覆盖的同时，还需注意髋臼前倾及骨盆倾斜情况，模拟出术前髋臼前后侧覆盖率，初步估计术后截骨块对前后侧稳定性的支持情况。

（3）重视股骨侧截骨，精准测定股骨前倾角，判断整体髋关节的前方稳定性，若股骨前倾角过大，则需合并股骨侧截骨。

（4）常规手术围术期准备，包括备血、禁食、预防感染等。

74 髋臼周围截骨术术中是不是髋臼骨块对股骨头覆盖越多越好？

髋臼周围截骨术的主要目标是改善股骨头与髋臼的匹配度和覆盖度，以减少关节压力，并防止或延缓骨关节炎的进展。然而，这并非意味着股骨头的覆盖程度越大越好。

若股骨头覆盖过多可能会导致另一种髋关节疾病——髋关节撞击综合征。在这种情况下，髋臼的边缘在股骨向内或向外移动时可能会发生碰撞，导致疼痛并可能损害关节。

因此，髋臼周围截骨术的目标是寻找一个平衡，既要能足够地覆盖以较好地匹配股骨头，又不能覆盖过度，导致其他问题。

最终，恰当的匹配和覆盖程度取决于患者的具体情况，包括患者的解剖结构、活动水平、年龄等因素。手术计划制定和决策应由有经验的骨科医生来定。

75 为什么髋臼周围截骨术术前要常规备血？ 这个手术一定要输血吗？

髋臼周围截骨术是一个大型的、入侵性的手术，可能会有大量的血液损失。因此，通常在术前会建议常规备血。

然而，并不是所有的髋臼周围截骨术都需要输血。输不输血主要取决于手术过程中的实际血液损失量，这又依赖于许多因素，包括患者的个体差异、术前身体的健康状况、手术的复杂度，以及手术过程中的其他未知情况。

术中医生会密切监视患者的生命体征和血液状态，理想情况下，会尽量通过优化手术技术和使用血液管理策略（如使用止血药物和患者自体血回收）来降低手术中的血液损失，从而减少输血的需要。

但是，如果损失的血液量过大，可能会造成贫血和低血压等情况，此时医生必须进行输血以维持患者的生命。

备血的主要目的是应对可能出现的急性临床需要，以保证患者的生命安全。这是一个常规的预防措施，并不代表一定会使用这些备用血液。

76 术中髋臼截骨块旋转后，骨折断端是否要采取措施减少渗血？

髋臼周围截骨术中截骨块旋转后，确实可能会出现较多的出

血和术后渗血。因此可以采取措施,以减少出血和术后渗血:

(1)准备充分:在手术前评估患者的凝血功能、血红蛋白水平,确保其正常或接近正常值。

(2)手术技巧:通过精细的手术操作和熟练的技巧,减少组织损伤和出血。避免截骨处的血管损伤,并在截骨部位仔细检查,以确保无活动性出血。

(3)使用止血药物:术前或术中可使用止血药物,如羟乙基淀粉、凝血酶等,有助于减少出血。

(4)局部止血措施:在截骨和移动股骨头时,可以使用电凝法或止血带。术中,可以使用明胶海绵、明胶凝血蛋白等局部止血材料以达到止血目的。

(5)血压管理:术中维持适当的血压,血压过高可能会加重出血,血压过低又不利于组织灌注。

(6)术后处理:手术结束后,将伤口缝合严密,以避免术后渗血。再施加压力绷带,稳定截骨部位,减少术后出血。

77 髋臼周围截骨术术后会出现异位骨化吗?

异位骨化是指骨在正常骨骼以外的地方形成,通常发生在大型关节手术后。

一般来讲,在髋臼周围截骨术术后,异位骨化的发生概率极低。但如果发生了异位骨化,医生可能会采取一些非创伤性治疗方法来抑制骨化过程,包括物理治疗、放射治疗或使用非甾体抗炎药治疗。

在极端情况下,若异位骨化出现了严重的症状或影响到了日常活动,则可能需要采取额外的治疗措施,如实施手术移除骨化部分。

78 髋臼周围截骨术术后发生感染的概率大吗?

感染是所有外科手术的潜在风险,包括髋臼周围截骨术。然而,现代的外科技术和严格的无菌操作流程已经大大降低了感染的风险。

对于髋臼周围截骨术来说,术后感染的风险较低。根据一些统计数据显示,髋臼周围截骨术的感染发生率是 $0.4\% \sim 2\%$。这种手术如果发生感染,大多是由金黄色葡萄球菌或其他皮肤上常见的细菌引起的。

在手术之前,患者通常会接受抗生素预防性用药,以减少感染的风险。此外,医疗团队也会严格遵守无菌手术室的操作规程。

尽管感染的风险较小,但如果感染确实发生了,就需要立即进行治疗,以防止感染扩散,引起更严重的并发症。

髋臼周围截骨术术后会出现髋关节撞击吗？

　　髋臼周围截骨术的一个主要目标是改善或纠正股骨头和髋臼的匹配问题，以减轻或消除髋关节疼痛症状，提高关节的稳定性和功能。手术成功后，大多数患者的症状会明显改善。

　　然而，尽管罕见，但手术后仍可能会出现髋关节撞击的现象，也就是股骨头与髋臼在正常运动过程中产生异常接触。

　　撞击可能是由于股骨头和髋臼的形状不合或匹配不恰当，也可能是手术后产生的瘢痕组织或骨质增生所引起的。可表现为在行走、弯腰、扭转或进行其他髋关节活动时出现疼痛、酸痛或不适。

第七篇
髋关节发育不良的保守治疗

80 髋关节发育不良在什么情况下可以保守观察一段时间?

（1）发现早期：如果髋关节发育不良在婴儿期就被发现，医生可能会采取观察和等待的策略，因为部分婴儿的髋关节问题会随着生长发育而逐渐恢复正常。

（2）临界型髋关节发育不良：对于某些轻度或临界型髋关节发育不良，髋关节可能尚未有严重的脱位或发育问题，也可以在持续观察髋关节的情况下采取保守治疗。

（3）成人髋关节症状较轻且软骨条件尚可：成人髋关节发育不良一旦确诊，原则上应立刻进行髋臼周围截骨术以改善髋关节覆盖，但如果患者的症状较轻、软骨条件良好且无手术意愿，则可暂时姑息保守观察。

81 保守观察期间可以维持正常活动及运动量吗?

成人在确诊髋关节发育不良后，如选择保守观察，建议减轻体重的同时,减小活动量以减轻髋关节负担。不建议保持原有活动量,因为这样会增加软骨磨损,加剧骨关节炎进程。

82 口服药物缓解疼痛的效果如何?

通常,对于轻度髋关节发育不良引起的疼痛和炎症,口服药物可能具有一定的缓解作用。但是,如果髋关节疼痛持续不减或减轻的程度不明显,则可能需要考虑其他治疗方式。

而对于中度或重症的髋关节发育不良,可能需要更积极的介入治疗,如截骨来改善髋关节覆盖问题,解除疼痛来源。

83 髋关节发育不良长期保守治疗会出现什么后果?

(1)治疗效果不佳:保守治疗不足以纠正关节结构,无法使关节覆盖恢复到正常范围。

(2)关节磨损:长期保守治疗无法减缓关节磨损,进一步加重了髋关节功能障碍。

(3)关节疼痛:由于关节结构的异常和磨损,患者可能会出现持续性或间歇性的关节疼痛并逐渐加重。

(4)活动受限:关节功能障碍可能会导致患者活动受限,影响正常行走和日常生活。

（5）骨关节炎：大多数髋关节发育不良患者接受保守治疗后最终可能并发骨关节炎，并且骨关节炎出现的时间远早于正常人，导致关节置换概率大大增加。

84 不同程度的髋关节发育不良发展为骨关节炎的时间有差别吗？

不同程度的髋关节发育不良患者发展为骨关节炎的时间确实可能会有所差别。

髋关节发育不良患者发展为骨关节炎的风险大于正常人。但每个个体的情况都各不相同，因此很难准确预测髋关节发育不良发展为骨关节炎的具体时间。关节病理的进展取决于多种因素，包括个体的生物学因素、活动水平和体重等。因此，对于髋关节发育不良患者，最主要的目标是尽早发现并及时治疗，以最大程度地防止或延缓骨关节炎的发生。

85 已经发生骨关节炎的患者还有手术机会吗？

通常情况下，当骨关节炎的改变已经显著时，髋臼周围截骨术的效果可能就会受到限制。这是因为骨关节炎涉及关节软骨的损害，如果关节软骨磨损严重，即使通过手术改善了髋臼的位置和覆盖，也往往无法恢复原有的关节软骨。患者可能还会存在持续的疼痛和功能受限。

然而,仍然有一小部分早期骨关节炎患者可能会从髋臼周围截骨术中受益。若关节软骨磨损的程度较轻,且患者自身条件允许,是可以考虑此类手术治疗的。

86 髋臼周围截骨术的预后与什么相关?

(1)手术的时机:对于预防关节早发退行性改变,越早进行手术通常可以获得越好的结果。对成人来说,如果在疾病早期、骨关节炎发生前进行手术,结果往往较好。

(2)髋关节的状态:术前髋关节的病变程度、积液情况、软骨及骨头情况等原始问题会影响预后。此外,严重的软骨改变或骨头缺血性坏死也可能影响手术效果和预后。

(3)患者的年龄和健康状况:若患者年龄较小、身体状态良好,一般恢复较快且预后较好。此外,患者的体重、是否吸烟、慢性疾病情况等因素也会影响手术效果和预后。

(4)手术的成功度:手术本身的成功度也是非常重要的,包括是否正确恢复了髋臼的角度和位置,是否确保了良好的血运等。

(5)康复阶段:患者手术后的恢复情况,包括是否遵循医嘱进行物理治疗、是否早期进行过负荷活动等,这些都会影响最终的恢复和长期效果。

87 骨关节炎终末期是否只能行髋关节置换术？

髋关节发育不良如果经过适当的保守治疗后并无明显改善或者情况逐渐恶化至终末期，即有严重的疼痛、活动受限等，影响生活质量，那么髋关节置换术是一种常用的治疗方法。此阶段的关节软骨往往已经严重磨损和变薄。

然而，这种决定也需要考虑患者当前的年龄、整体健康状况、活动需求和生活质量要求等因素。对于年轻患者来说，可能会尽量地推迟手术，因为虽然髋关节置换术可以显著改善症状，但由于关节假体的使用寿命有限，在未来可能需要再次进行修复或替换手术。

88 髋关节置换术后需要注意什么？ 康复期多久？

髋关节置换术后，患者需要遵循一系列注意事项以预防并发症，并确保顺利康复。注意事项如下：

（1）按照医生的建议，服用抗生素以预防感染，管理疼痛，以及预防可能出现的血栓。

（2）在医生和物理治疗师的指导下开始渐进式的康复活动，如缓慢行走、旋转关节等，以增强关节稳定性并逐渐恢复关节活动度。

（3）避免关节过度逆转、弯曲、扭转等，因为这些动作可能导致关节受到过多压力、磨损甚至脱位。

（4）保持伤口的清洁与干燥。应遵循医生的建议进行伤口护理。

（5）患者应积极控制体重，减轻关节压力，避免过度活动，以延长人工关节的使用寿命。

髋关节置换术后的康复期因个体差异而异。康复过程通常可以分为以下三个阶段：

（1）术后早期（1～6周）：这一阶段的主要目标是减轻疼痛、消肿、控制感染风险，并开始简单的关节活动。在康复治疗师的帮助下，患者会学会行走、上下楼梯，以及完成一些基本的生活活动。

（2）次要康复期（7周～3个月）：在这一阶段，患者将继续进行康复运动，以提高关节活动度，逐渐恢复肌肉力量及关节稳定性。一般来说，在这个阶段患者能够逐渐完成大部分的日常生活活动，但可能还需要一些辅助设备（如拐杖）。

（3）长期康复期（3个月以后）：在这一阶段，患者通常能够在不使用辅助设备的情况下独立进行日常活动。随着肌肉力量、关节活动度和稳定性的逐步恢复，患者能够逐渐重返正常生活。

康复期的持续时间因个体差异而异，通常需要几个月。患者应该遵循医生的建议，坚持参与康复计划，以确保关节手术效果达到最佳。

89 行髋臼周围截骨术后未来再进行关节置换会不会更困难？

这个问题要从两个方面来回答。一方面，成人髋关节发育不良患者在经历合适的髋臼周围截骨术之后，髋臼对股骨头的包容覆盖已经得到改善，原本关节负重时受到的集中应力得以均匀分散于整个髋臼软骨表面来共同承担，所以软骨磨损的速度及髋关节骨关节炎的进程也会大大减缓或停止。在这种情况下，髋关节发育不良术后患者在髋关节稳定性方面甚至可以归为正常人范畴，故而在患者老年期，患者的骨关节炎与关节置换事件非必然发生的事件，甚至是小概率事件，故而不存在关节置换困难度的问题考虑。

然而从另一方面看，如果严重的髋关节发育不良患者在经过髋臼周围截骨术治疗后，仍然发生了骨关节炎而需要进行人工关节置换手术，这确实可能给关节置换带来一定的困难，但这并不意味着不能进行。髋臼周围截骨术术后，患者的骨盆结构已经发生了变化，而且可能存在瘢痕组织等情况，这对将来的手术方案选择、手术过程及术后康复都可能会带来影响。因此，再进行关节置换手术需要做详细的前期评估，包括影像学检查、评估患者的健康状况等。医生一般会按照这些情况和患者的具体情况来制定个性化的治疗方案。但总的来说，虽然髋臼周围截骨术术后的关节置换手术可能相对复杂一点，但手术仍是可以正常进行的，这点需要医生和患者进行充分的沟通和讨论。

第八篇
手术内植物

90 内植物植入后患者可以做 MRI 检查吗？

在大多数情况下，具有良好生物相容性的医用金属内植物，如钛合金，被认为是可以进行 MRI 检查的。但在进行 MRI 检查之前，患者务必向检查人员提供手术和内植物的详细信息，包括植入物的材质、型号和制造商等。医生会根据这些信息评估检查的安全性，并决定是否需要采取额外的措施，如调节扫描参数、选择合适的 MRI 系统和线圈等，以便在安全情况下对患者进行检查并获得可靠的影像学检查结果。

91 内植物在术后多久取出？

髋臼周围截骨术中使用的螺钉和钢板的取出时间因患者个体差异和手术恢复情况而有所不同。通常情况下，植入内植物（如螺钉、钢板等）的目的是提供稳定性，以支持骨折愈合期间的活动，并在愈合后仍可能长期保留在体内。

如果患者在术后出现不适、感染或有其他并发症，医生可能会决定取出内植物。通常来说，截骨愈合需要 6 个月的时间，但在决定取出内植物之前，医生需要确认愈合过程已经完成。因此，在取出内植物之前，通常需要等待 1 年。但请注意，内植物并非一定需要取出。

92 髋臼周围截骨术截骨块很大，旋转后如何填补旋转空隙？

在髋臼周围截骨术中，医生将依据患者旋转空隙的大小和髋臼的旋转角度，以及骨质来决定填补方式。

一种常见的技术是使用自体骨来填充旋转后的空隙，这些自体骨有助于骨性愈合和提供支撑。此外，也可以使用合成材料，如人工骨或生物可吸收材料，来助力骨的生长并填充这些空隙。这些材料具有生物相容性，可以促进新骨的形成和生长。因此，旋转后的空隙并不是大问题，医生会采取适当的方式对其进行填补。

93 植骨的常规材料有哪几种？

在髋臼周围截骨术中植骨的过程中，常用以下几种材料：

（1）自体骨：这是患者自身的骨骼材料，通常是从自身截骨区域或其他骨骼部位获取。自体骨作为植骨材料,具有极好的生物相容性,有助于患者的骨愈合,并能减少感染,降低排异反应的风险。

(2)人工骨和生物陶瓷材料:这些是具有生物相容性的合成材料,如羟基磷灰石生物活性陶瓷和磷酸三钙生物陶瓷,它们可在人体内促进骨愈合和新骨生长。这些材料的优点是可避免自体骨损伤和异体骨传播疾病的风险,但在某些情况下的骨愈合能力可能不如自体骨。

(3)生物可吸收材料:这些是可以被人体分解和吸收的材料,如聚乳酸和聚羟基丁酸酯。在骨愈合过程中,这些材料逐渐被新骨代替。然而,它们的生物力学特性和骨愈合能力可能不如自体骨或合成材料。

(4)同种异体骨:同种异体骨是指将异体人类骨组织按照不同的处理方式制备成新鲜冰冻骨、冷冻干燥骨、脱钙骨基质等,在治疗骨缺损和脊柱融合中应用广泛。

具体选择哪种植骨材料取决于患者的病情、手术需求和医生的经验。

第九篇
髋臼周围截骨术术后的
常规注意事项

94 术后需要长期卧床吗？

在髋臼周围截骨术术后，通常不需要长期卧床，但术后需要适当的康复锻炼和休息。在髋臼周围截骨术术后的初始康复阶段，通常需要在床上或轮椅上进行有限制的活动，并逐渐进行康复疗程。这是为了确保骨骼稳定、伤口愈合和术后康复的成功。在骨骼稳定后，医生和康复治疗师会逐渐引导患者进行活动，包括开始部分负重和进行物理治疗。在整个康复期间，医生和康复治疗师将根据患者的情况进行评估和指导，以确保患者进行合适的康复治疗。患者应当遵循医生和康复治疗师的建议，积极参与康复计划。这可能包括进行指定的物理治疗、使用助行工具、遵守特定的活动限制，以及定期复查以方便医生做进一步的评估。在康复过程中，逐渐增加活动量并最终重返正常生活是目标，但具体达成的时间和程度会因个人情况而异。请患者务必与主刀医生和康复治疗师进行详细讨论，以获得关于术后康复和活动的准确建议。

95 术后至完全恢复需要多久？

　　髋臼周围截骨术的完全恢复时间因个体差异和手术情况而异。一般而言，完全恢复可能需要数月到 1 年。

　　在手术后的最初几周，患者通常需要进行床上休息和限制活动，以确保伤口愈合和骨骼稳定。随后，患者会逐渐开始进行康复治疗，包括物理治疗和运动治疗。这些康复治疗旨在增强肌肉力量、提高关节灵活性和恢复步态功能。

　　大约在手术后 3 个月，患者通常可以逐渐开始正常的日常活动，如走路、爬楼梯和开车。然而，完全恢复通常需要更长的时间，以确保骨骼愈合和康复的稳定性。通常情况下，这需要 6 个月到 1 年的时间，以使手术区域的骨骼完全愈合，并让患者恢复到正常的活动水平。

　　请注意，恢复的时间和过程因个体差异和手术情况而异。医生和康复治疗师将根据患者的情况制定个性化的康复计划，并根据恢复的进展进行进一步的评估和指导。

96 术后恢复如按月计算，每个月能做的动作有哪些？

　　髋臼周围截骨术的恢复过程是逐渐进行的，不同康复阶段的可执行动作会有所不同。以下是一个参考指南，但请注意每个人的恢复进程都可能略有不同,具体的康复计划应由主刀医生和康复治疗师根据个人情况进行制定。

第1个月:患者通常需要进行床上休息和限制活动,以确保伤口愈合。此阶段患者需依赖助行器行走,如拐杖。可以进行被动和轻度主动关节活动,以避免关节僵硬。

第2个月:开始物理治疗和运动治疗。逐渐减少对助行器的依赖,根据医生和康复治疗师的指导,患者可逐渐加大部分负重并进行康复训练,包括肌肉力量训练、关节稳定性练习和平衡性练习。

第3个月:加强康复训练,包括进一步增强肌肉力量和稳定性。此阶段患者可继续逐渐增加部分负重行走,减少对助行器的依赖。开始进行一些低冲击活动,如水疗和自行车运动。

第4~6个月:进一步增强肌肉力量和稳定性,以促进骨骼愈合。逐渐增加负重行走,此时患者可减少或停止使用助行器。开始进行更多的康复活动,包括有氧运动、平衡性练习和功能性训练。

6个月以上:继续进行康复训练,以进一步提高力量、灵活性和稳定性。逐渐恢复至正常活动水平,包括走路、爬楼梯、跑步等。此时根据个人情况和康复进展,可能还需要继续进行康复训练以提高运动能力和预防复发。

请记住,这只是一个基本参考指南,具体的康复计划和可执行的动作应由主刀医生和康复治疗师根据个人情况进行制定。

97 术后多久可下地？ 多久能拆线？

下地的时间会因个体差异和手术情况而有所不同。通常情况下，在髋臼周围截骨术术后，当患者已经能在床边保持坐姿超过 30 分钟以上且无明显不适，便可开始进行离床活动，也就是借助助行器和健侧进行负重。创面如果采取皮内缝合则无须拆线，如果非皮内缝合则一般是术后 10 天拆除缝线。

具体负重的时间和程度应该根据个体情况和医生的指导来确定。医生会根据手术效果、骨骼稳定性及术后康复进展来评估患者是否可以负重。在评估期间，医生可能会进行临床检查、X线检查或其他影像学检查，以确保骨骼已经愈合并足够稳定。

98 术后需要进行早期活动吗？ 会不会影响截骨块的稳定性？

在髋臼周围截骨术术后，早期活动是康复过程中的重要组成部分。适当地进行早期活动可以促进血液循环、减少肌肉萎缩、增加关节灵活性，并有助于患者恢复正常的步态和功能。然而，活动的程度和范围应该根据个体情况和医生的指导来确定。在早期阶段，活动应该是循序渐进的，以保护截骨块的稳定性。截骨块是手术过程中将骨骼切割并重新定位的部分，它需要时间来愈合和恢复。因此，在术后早期阶段，要注意下面几点：

（1）遵循医生和康复治疗师的指导：根据手术的具体情况和个体差异，医生和康复治疗师会根据患者的康复进程制定个性化的康复计划。遵循他们的指导是非常重要的，包括活动的方式、强度和频率等。

（2）逐渐增加活动：在早期阶段，患者的活动应该从一些简单的、非负重的活动开始，如床上的肌肉收缩和放松练习、踝关节和膝关节的活动。随着时间的推移，可以逐渐增加活动的范围和强度。

（3）避免过度负荷：在早期阶段，要避免截骨块过度负荷。医生通常会建议患者使用助行器（如拐杖），控制体重，并限制特定动作或姿势，以避免对手术区域施加过大压力。

（4）定期复查：定期复查，以监测康复进展，确保活动的适度和安全性。

虽然早期活动对于恢复非常重要，但必须根据个体情况来确定具体的康复计划。不遵循医生和康复治疗师的建议或过度活动可能会对截骨块稳定性造成不利影响。

99 术后需要忌口吗？

髋臼周围截骨术术后通常没有特定的忌口要求。然而，饮食对术后康复的影响仍是不容忽视的。在饮食方面，建议保持健康均衡的饮食，以促进愈合和康复，并降低手术后的感染和并发症风险。以下的饮食建议可供参考：

（1）蛋白质：蛋白质对于组织修复和愈合非常重要，因此建议摄入足够的蛋白质以支持骨骼和软组织的愈合。富含蛋白质的食物包括肉类、鱼类、禽类、豆类、坚果和乳制品。

（2）维生素和矿物质：维生素和矿物质对于骨骼健康和愈合至关重要。尤其是维生素 D 和钙，对于骨骼健康至关重要，可促进骨骼愈合。此外，维生素 C 和锌也能帮助加快伤口愈合，因此，富含维生素和矿物质的蔬菜水果也应被纳入饮食计划。

另外，保持健康的体重对康复至关重要。过重可能增加关节和骨骼的负担，而且对于愈合也有不利影响。同时，术后应该避免摄入过多的糖分、盐分、饱和脂肪酸，因为这些成分可能引发炎症，影响愈合。此外，下列食物也需谨慎：辛辣食物（可能引起胃部不适）、咖啡因（可能干扰睡眠和休息）、酒精（可能影响肝脏功能和药物代谢）。

100 术后如何进行负重？

在髋臼周围截骨术术后，逐渐进行负重是康复的关键步骤。具体负重的时间和程度应该根据个体情况和医生的指导来确定，因为每个人的手术和康复过程是不同的。以下是一般情况下的负重过程：

（1）无负重期（术后 6 周以内）：在手术后的最初阶段，一般会有一个无负重期,在此期间患者需要完全避免将体重施加在手术区域上。在这个阶段,通常需要使用助行器(如拐杖、助行架等)来帮助躯干保持平衡和移动。

（2）部分负重期(术后 7～12 周)：根据手术后的康复进展,医生会逐渐允许部分负重。在这个阶段,患者可以逐渐开始把部分体重施加在手术区域上,但仍需依靠助行器。

（3）完全负重期(术后 13 周起)：当医生确定骨骼已经愈合充分时,会允许患者进行完全负重。此时患者可以开始将全部体重施加在手术区域上,不再需要助行器。

在负重过程中,重要的是要遵循医生和康复治疗师的具体指导。逐渐增加负重的速度和程度是为了保护手术区域,避免过度负荷导致愈合较差或引发其他并发症。同时,患者可能还需要进行康复锻炼,以增强肌肉力量和关节稳定性。

101 患者长期高糖、高碳水化合物饮食,还有抽烟、饮酒等不健康的习惯,这会影响术后恢复吗？

长期高糖、高碳水化合物饮食,以及抽烟、饮酒等不健康的习惯可能对髋臼周围截骨术术后的恢复产生负面影响。这些因素可能干扰骨骼愈合、增加感染和并发症的风险,并延缓康复进程。

（1）高糖和高碳水化合物饮食：过多的糖分和碳水化合物的摄入可能导致体重增加、糖尿病、炎症反应等,这些因素可能影响骨骼的愈合过程。过多的糖和碳水化合物还可能导致血糖波动,影响免疫系统的功能。

（2）抽烟：抽烟对骨骼健康有害。尼古丁和其他有害化学物质可能干扰血液循环，降低骨骼的血液供应，从而影响骨骼愈合。抽烟还可能增加感染和并发症的风险，并延迟康复。

（3）饮酒：过度饮酒可能干扰骨骼愈合过程。酒精会影响骨骼细胞的功能和骨形成，增加骨质疏松和骨骼问题的风险。此外，酒精还可能对肝脏功能产生负面影响，阻碍药物代谢和康复。

综上所述，高糖、高碳水化合物饮食，抽烟和饮酒等不良生活习惯可能对髋臼周围截骨术术后的恢复产生较大的负面影响。为了促进康复和骨骼愈合，请尽量避免这些不良习惯。

102. 担心术后骨不连，多久复查一次？ 骨不连发生概率有多大？

骨不连是指骨骼没有正常愈合，可能导致手术效果不佳或引发其他并发症。髋臼周围截骨术术后骨不连的发生概率通常是极低的，但仍存在一定的风险。这个概率与多种因素有关，包括手术技术、术后的康复过程及个体患者的特定情况。

髋臼周围截骨术是一种复杂的骨盆和髋关节手术，旨在重新调整髋臼，改善关节的稳定性和功能。手术效果与骨骼愈合至关重要。虽然骨不连具体的发生概率会因每个患者的情况而异，但通过严格遵循手术技术规范、采取适当的操作步骤及术后适当的康复训练，可以降低骨不连的风险。此外，患者本身的骨质状况、年龄、疾病和其他相关因素也会对骨不连的发生概率产生影响。

为了明确是否存在骨不连的风险,一般会于术后 1.5 个月、3 个月时复查 X 线片。

103 术后多喝骨头汤、多吃钙片对长骨头有促进作用吗?

术后多喝骨头汤和多吃钙片可能对骨骼恢复和修复有一定的促进作用,尤其对于一些骨科手术后的康复可能有积极影响。

骨头汤富含胶原蛋白、氨基酸和矿物质等营养物质,这些成分对骨骼健康有益。其中,胶原蛋白可以为骨骼和软骨提供构建材料,有助于骨骼愈合和修复;矿物质(如钙、镁、磷等)可以补充身体在骨骼修复过程中所需的营养素。

钙片是一种常见的钙补充剂,它可以帮助满足人们日常所需的钙摄入量,对于骨骼健康和骨骼愈合都非常重要。在骨科手术后,适量补充钙有助于维持骨骼强度和密度,有利于愈合和康复。

然而需要注意的是,补充骨头汤和服用钙片并不是万能的解决方案,具体效果因人而异。在考虑补充骨头汤和服用钙片时,应咨询医生或营养师,以确保合理摄入,并且根据个人的特定情况进行调整。摄入过量的钙也可能对健康产生负面影响,因此应当遵循专业医生或营养师的指导。同时,饮食中多样化地摄入营养,包括蛋白质和维生素 D 等,也是非常重要的。

104 术后补充哪些物质有利于恢复？

髋臼周围截骨术术后，一些特定的营养物质可能有助于患者的康复和恢复，包括：

（1）钙和维生素 D：这些营养物质对骨骼健康至关重要。术后补充足够的钙和维生素 D 有助于骨骼愈合和骨密度恢复。

（2）蛋白质：蛋白质是身体修复组织的重要营养物质，对于手术后的恢复尤为重要。患者可以通过摄入肉类、鱼类、蛋类、豆类等富含蛋白质的食物来补充蛋白质。

（3）ω-3 脂肪酸：它具有抗炎和促进愈合的作用，可通过食用鱼油、亚麻籽油等来增加摄入量。

（4）铁剂：这点对于贫血患者，尤其是女性患者而言至关重要。

另外，营养均衡的饮食至关重要。患者需要确保摄入足够的营养，包括新鲜蔬菜、水果、全谷类、坚果等，以促进免疫系统功能和身体组织的修复。

105 为什么术后会发热？

髋臼周围截骨术术后发热可能是由多种原因引起的，包括：

（1）外科手术刺激：手术过程中，身体组织受到外科手术的刺激,会引发炎症反应,从而导致发热。这是正常的免疫系统反应,通常在手术后的几天内会逐渐减退。发热通常是短暂的,一般持续数天,随着伤口的愈合和康复的进行,会逐渐恢复正常体温。

(2)感染:术后可能发生感染,这可能是外科手术的并发症之一。感染会导致局部炎症反应,引起发热、肿胀、疼痛等症状。如果伴随着发热还有其他感染症状,如伤口渗液、红肿、局部发炎等,应及时与医生联系,以便进行诊断和治疗。

(3)深静脉血栓形成:由于患者术后需要长时间卧床休息,这可能会增加深静脉血栓形成的风险。深静脉血栓可以导致局部炎症反应,引起发热。除了发热,其他提示深静脉血栓形成的症状包括肿胀、疼痛、发绀及短暂的呼吸困难等。如果出现这些症状,应及时就医。

(4)贫血:术后患者因贫血通常会出现39℃以下的发热,一般自午后起,患者还会出现明显出汗、嘴唇苍白等伴随症状。

106 为什么术后会出现脂肪液化?

脂肪液化指的是术后或手术部位出现脂肪细胞坏死,并且脂肪组织开始分解和液化。髋臼周围截骨术术后出现脂肪液化的情况是相对罕见的,但在个别案例中可能会发生,尤其是先前有手术史的患者。可能导致脂肪液化的因素包括:

（1）血液供应受损：髋臼周围截骨术涉及骨盆的手术修复和重建，可能导致手术部位的血液供应受到暂时或永久性的影响。血液供应的不足可能引发组织缺氧，最终导致脂肪细胞的坏死和液化。

（2）手术引起的创伤：手术过程中，骨切割、韧带松解等步骤可能会对周围组织造成创伤，导致血液循环受到干扰，进而影响脂肪细胞的正常功能。

（3）感染：手术创口感染可能引起组织炎症反应，使脂肪细胞受损，导致液化。脂肪液化可能会导致手术部位出现肿胀、疼痛、红肿等症状。如果在髋臼周围截骨术术后出现脂肪液化的症状，建议患者立即与医生取得联系，到医院进行详细的检查和评估。治疗可能包括使用抗炎药物、局部处理或进一步手术修复，具体取决于病情的严重程度和个人情况。

107 为什么术后会感觉腿变长了？

髋臼周围截骨术术后，有些患者可能会感觉腿变长了。这种感觉多数是由于手术过程中对髋臼进行修复和重建，导致髋臼的位置和角度发生改变所致。具体来说，髋臼周围截骨术旨在通过改变髋臼的倾斜角和覆盖范围来增加髋臼的稳定性。手术中可能会对骨盆进行切割、矫正，或者对韧带进行松解，以便移动和重塑髋臼。这些步骤可能会影响到髋臼和骨盆的相对位置，进而产生感觉上的差异。然而，需要注意的是，实际上患者的腿并没有真正变长。感觉上的"腿长"可能是由以下原因造成的误差或错觉：

（1）姿势和步态的改变：手术后的身体姿势和步态可能会发生改变，让患者感觉走路时腿部的活动范围变大，进而产生腿长了的感觉。

（2）骨盆位置的改变：髋臼周围截骨术可以改变骨盆的倾斜角度和旋转范围，这可能会导致躯干和骨盆的相对位置发生变化，从而影响到腿部的感觉。身体对于这种新的位置可能需要一段时间来适应和调整。

此外，由于某些患者术前出现前上方半脱位的情况，术后患肢一般会真性延长，手术医生一般会在手术前告知患者此类情况。

108 术后大腿前方感觉麻麻的是怎么回事？

髋臼周围截骨术术后，有些患者可能会感觉大腿前方麻麻的，主要涉及股神经和股外侧皮神经，这可能是由以下原因引起的：

（1）手术操作影响了神经：髋臼周围截骨术可能涉及骨切割、韧带松解等步骤，这可能会对靠近手术区域的神经产生一定的影响，导致感觉异常，如产生麻木、刺痛等症状。这种情况通常会随着康复和神经愈合的过程而逐渐改善。

（2）延迟性神经压迫：手术后的肌肉肿胀、炎症反应或瘢痕组织形成均可能对周围的神经产生压迫，导致感觉异常。这可能是手术创口愈合期间的临时现象，随着康复的进行，神经压迫会逐渐减轻，麻木感可能会减轻或消失。

（3）镇痛药或麻醉的副作用：手术后可能给予镇痛药或进行局部麻醉，这些药物可能会对神经产生暂时性的影响，导致感觉异常，如麻木。通常情况下，这些副作用会随着药物的代谢和消退而逐渐减轻或消失。

第十篇
髋臼周围截骨术术后的
功能锻炼

109 术后哪些肌肉的肌力会明显下降？

髋臼周围截骨术会使得一些肌肉群肌力明显下降，其中包括：

（1）髋外展肌群：包括臀大肌、臀中肌和臀小肌等肌肉。髋臼周围截骨术会使这些肌肉的肌力在手术后短期内明显下降。

（2）髋内收肌群：包括大收肌、短收肌、长收肌、耻骨肌和股薄肌等肌肉。这些肌肉在术后也可能出现肌力明显下降的情况。

（3）大腿前侧肌群：包括股直肌和股外侧肌等肌肉。由于手术后需要限制活动，这些肌肉的肌力也可能会下降。

（4）小腿肌群：包括小腿提起肌群（如比目鱼肌）等肌肉。由于术后需要使用拐杖或者进行限制性活动，可能导致小腿肌群的肌力下降。

这些肌肉的肌力下降可能是由于术后康复期间限制性活动、肌肉失用及手术对神经肌肉控制的影响所致。为了帮助恢复肌力，康复治疗师将设计具有针对性的锻炼方案，以帮助患者逐渐恢复肌肉功能和力量。

110 术后恢复下肢肌力有何针对性训练方式?

髋臼周围截骨术术后的下肢肌力训练可以帮助加强肌肉,提高髋部稳定性和功能。以下是一些针对性的训练方式:

(1)对大腿肌肉的训练:① 股四头肌训练,包括进行直腿抬高、提膝和踢腿等练习,可以增强大腿前侧肌肉群,如股直肌和股外侧肌。② 臀部训练,如臀桥、侧卧外展腿等练习,可以加强臀大肌和臀中肌。

(2)对髋关节肌肉的训练:① 髋外展肌群训练,如直腿侧平举等练习,可以加强臀中肌、臀小肌和阔筋膜张肌等髋外展肌肉。② 髋内收肌群训练,如侧踏步、踏步上升等练习,可以加强大收肌、短收肌、长收肌、耻骨肌和股薄肌等髋内收肌肉。

(3)对踝部和小腿肌肉的训练:踝部肌肉的拉伸和力量训练,如跟腱伸展、单腿踏步等练习,可以增强踝部肌肉的弹性和力量。小腿肌肉的训练,如小腿提起、小腿平伸等练习,可以加强小腿肌肉,提高踝关节的稳定性。

请注意,在进行任何训练之前,确保与主刀医生或康复治疗师进行沟通与咨询,并按照他们的建议进行适当的锻炼和训练。另外,应逐渐增加训练的强度和范围,避免过度劳累,以防止过度使用和潜在的损伤。

111 术后是否需要寻求专业康复治疗师的支持和指导?

需要。对于接受髋臼周围截骨术的患者,通常建议在手术后接受专业的康复治疗。这是因为髋臼周围截骨术是一项复杂的骨盆髋关节手术,需要恢复期间的适当治疗和康复计划来帮助患者恢复功能、减轻疼痛,并提高髋关节的稳定性。专业的康复治疗师具备专业知识和经验,能够评估患者的具体情况,并制定个性化的康复计划。他们会根据手术类型、患者病情、手术后愈合进展等因素,结合各种康复技术和方法,以适当的时间和步骤来进行康复治疗。

专业的康复治疗通常包括以下几个方面:

(1)疼痛管理:包括使用物理治疗,如热敷、冷敷和其他技术来减轻手术后的疼痛和不适。

(2)恢复髋关节功能:通过一系列的运动和功能性训练来增强髋部肌肉的力量、灵活性和稳定性,以恢复髋关节的正常功能。

(3)步态训练:帮助患者重新学习和改善步行模式,以减轻不适并优化髋关节的运动。

(4)指导和教育:专业的康复治疗师会向患者提供关于正确姿势、体位、运动和日常活动的指导和建议,以促进康复的顺利进行。

(5)定期评估:康复治疗师会定期评估患者的康复进展,根据需要进行调整和修改康复计划,以确保达到最佳效果。

通过与专业的康复治疗师合作,患者可以获得个性化的康复方案,以及专业的指导和监督,以帮助患者尽快恢复功能,减轻疼痛,并提高髋关节的稳定性。在进行有效的康复治疗前,患者需要与主刀医生和康复治疗师进行良好的沟通。

112 过早的康复锻炼是否会影响截骨块的稳定性?

会的,过早的康复锻炼有可能会影响髋臼周围截骨术截骨块的稳定性。髋臼周围截骨术是一种用于治疗髋关节发育不良或髋关节退行性疾病的手术,其中对骨盆进行截骨术改建,以提高髋关节的稳定性。髋臼周围截骨术术后,骨盆截骨块需要时间来愈合和稳定。过早、过度的康复锻炼可能会增加截骨块的应力,影响骨盆的愈合过程,甚至导致截骨块的移位或不稳定。然而,适当的康复锻炼对于帮助髋部肌肉的恢复、改善髋关节的稳定性和功能十分重要。康复计划应该由医生或康复治疗师根据每名患者的具体情况和手术后的愈合进展来制定,并在截骨块充分愈合之前,要避免过于剧烈或不适当的运动。因此,髋臼周围截骨术患者务必遵循医生或康复治疗师的指导进行康复锻炼,并在必要时调整锻炼强度和方式,以确保对截骨块的稳定性和愈合不会造成不良影响。

113 术后常规锻炼时大腿外侧偏紧可能是什么原因?

髋臼周围截骨术术后进行常规锻炼时,大腿外侧出现偏紧可能是由以下原因引起:

(1)肌肉失衡:由于手术和康复过程中,髋部肌肉的力量和平衡可能会发生改变。这可能导致某些肌肉过度紧张,而其他肌肉则失去平衡。这种肌肉失衡可能会导致大腿外侧的感觉较紧。

(2)瘢痕组织形成:手术切口或周围组织的愈合过程中,可能会形成瘢痕组织,尤其是阔筋膜张肌和髂胫束。这些瘢痕组织可能会影响周围肌肉和组织的正常运动,导致大腿外侧感觉紧绷。

(3)韧带或软组织受累:手术后,髋关节周围的韧带和软组织可能需要时间来恢复弹性和柔韧性。在这个过程中,这些组织可能会感到紧绷或不适。

(4)髋关节稳定性问题:髋臼周围截骨术旨在纠正髋关节的异常,但在术后的康复阶段,髋关节稳定性仍可能有所变化,这也会导致大腿外侧感到不适或紧绷。

114 术后常规锻炼时腹股沟有弹响,这是什么原因?

髋臼周围截骨术术后进行常规锻炼时,腹股沟出现弹响声可能有以下几个原因：

（1）肌腱或肌肉摩擦：腹股沟区域有多个肌腱和肌肉，尤其是髂腰肌肌腱，它们在活动时可能会产生摩擦，出现弹响声。这种情况通常是正常的，但如果伴随疼痛，则应咨询医生进行评估。

（2）肌肉拉伸和弹性：锻炼时，腹股沟肌肉会参与运动，而肌肉在被拉伸和收缩时可能会产生弹响声。这种声音通常是正常的，表明肌肉具有一定的弹性。

（3）关节或韧带松弛：髋臼周围截骨术可能会涉及髋关节韧带的修复或调整。如果韧带过度松弛或关节稳定性尚未完全恢复，这可能会导致在运动过程中出现弹响声。

（4）滑膜囊或肌腱周围软组织的摩擦：手术后的组织可能仍然处于愈合和适应阶段，滑膜囊或周围的软组织在运动时可能会产生摩擦，导致弹响声。

需要注意的是，仅凭弹响声本身很难做出准确的诊断。如果弹响声伴随着明显的疼痛、不适或其他症状，建议咨询主刀医生。

115 术后行走时臀后方疼痛常见的原因是什么？

髋臼周围截骨术术后行走时臀后方出现疼痛可能有多个原因，以下是其中几个常见的原因：

（1）手术引起的创伤：髋臼周围截骨术是一种髋关节手术，可能涉及组织切割和修复，术后切口、肌肉、韧带和其他软组织可能需要一段时间才能恢复，因此术后患者可能会有疼痛感。

（2）肌肉疲劳或康复训练过程中的过度使用：手术后的康复训练通常包括逐渐恢复肌肉力量和韧带的稳定性，这可能需要进行一些肌肉锻炼和活动。然而，过度使用或疲劳可能会导致臀后方的疼痛。

（3）髋关节不稳定或偏斜：髋臼周围截骨术旨在纠正髋关节的异常，恢复其稳定性和正常的活动范围。在康复过程中，由于术后恢复尚未完全完成，关节可能仍然具有一定的不稳定性，这可能导致在行走时有疼痛感。

（4）神经受压：手术过程中或康复过程中，神经可能会受到压迫或损伤，这也可能导致臀后方的疼痛。

（5）坐骨股骨撞击：若患者术前本身存在坐骨股骨撞击的情况，术后由于旋转中心内移可能导致坐骨股骨撞击症状加重。

这只是一些可能的原因，具体情况还需要考虑手术前的髋关节状况、手术中的复杂性及手术后的康复进展等因素。

116 手术切口较大，怕痛可以推迟功能锻炼吗？

髋臼周围截骨术术后，由于切口较大，疼痛一般是正常的术后反应之一。如果患者感到疼痛或担心疼痛，可以与主刀医生进行沟通，并根据他们的建议来决定是否推迟功能锻炼。通常情况下，术后早期的康复锻炼主要是以恢复关节的活动范围和避免关节僵化为目的。如果患者由于疼痛而无法进行功能锻炼,或者担心疼痛会对伤口造成不良影响,那么推迟康复锻炼可能是合理的选择。然而,推迟功能锻炼也可能会对康复进程产生影响。尽早开始康复锻炼可以帮助恢复肌肉力量、提高关节的稳定性和动力学功能。因此,应该在与医生或康复治疗师进行详细沟通并进行评估之后,再确定是否需要推迟功能锻炼。

 术后 3 个月下肢粗细不一致,并且肌力差无法行走该如何处理?

对于髋臼周围截骨术术后 3 个月出现下肢粗细不一致和肌力差的情况,应该及时向主刀医生咨询并进行详细的检查,以了解具体原因,并制定针对性的治疗计划。一般来说,下肢粗细不一致和肌力差是术后的常见症状,一般情况下这些症状会自行恢复,但有时可能需要通过针对性的康复治疗来加速恢复。对于肌力差的问题,可以通过物理治疗和康复锻炼来提高肌肉力量。医生或康复治疗师可能会建议进行针对性的康复锻炼,如康复体操、物理治疗、作业治疗和水疗等。除此之外,还要逐步恢复日常生活和运动,按照医生的指导,逐步恢复正常的行走和运动。同时还要注意饮食均衡,多摄入蛋白质和微量元素,为肌肉的恢复提供营养。总之,如果遇到了上述问题,建议及时向医生咨询,以制定适合自己的康复方案,并积极参与康复锻炼和物理治疗,以便更快地恢复到正常的运动水平。

118 术后半年 X 线片显示截骨块完全愈合，是否意味着已完全如同常人？

髋臼周围截骨术术后半年，X 线片若显示截骨块完全愈合，说明手术部位已经愈合稳定。但是，这并不意味着已经完全恢复到与正常人一样的状态，因为个人的恢复情况会因手术的复杂性、手术前的情况及康复过程等因素而异。

在髋臼周围截骨术术后的康复过程中，需要根据医生的建议积极进行物理治疗和康复锻炼，恢复肌肉力量和关节活动范围，以便尽快地恢复到正常的运动水平。如果患者在术前有明显的髋关节疼痛和功能受限感，经过髋臼周围截骨术，髋关节的疼痛和功能可能会得到明显改善，但是需要注意术后运动和活动方式。

总之，手术仅是治疗髋关节发育异常的一部分，术后的康复是至关重要的。建议患者遵循医生的建议，积极进行康复锻炼和物理治疗，并定期复查以明确手术部位的恢复情况。

119 术后多久可以正常运动？

髋臼周围截骨术术后的康复过程因个人情况而异。一般来说，术后 1～2 周是恢复骨骼稳定的阶段。在这个时期内，患者需要遵循医生的建议，限制髋关节的活动，同时进行必要的康复锻炼来促进血液循环和提高肌肉力量。术后的 6～12 周,可以逐渐开始进行物理治疗和康复锻炼,以帮助恢复髋关节的功能和力量。具体的恢复时间会根据手术的复杂程度、个体的康复能力及医生的建议而有所不同。术后 24 周,患者身体健康程度和肌肉力量基本恢复正常,此时可以考虑进行相应的运动。

在正式运动之前,建议患者再次咨询医生。

120 术后患者为什么会跛行?

髋臼周围截骨术术后跛行,可能是由以下几个原因引起的:

(1)手术部位疼痛:手术后,手术部位可能会出现疼痛或不适,这可能会导致步态异常或者跛行。

(2)肌肉无力:手术后,因为手术造成的疼痛及术后康复期间对关节和肌肉的局部活动限制,肌肉力量可能会减弱。尤其是臀中肌的无力,可能会导致步态不稳和跛行。

(3)神经或血管损伤:髋臼周围截骨术术中可能会造成神经或血管的损伤。这些损伤可能会影响到下肢的功能和步态,导致跛行。

(4)术后康复不足:手术后的康复过程很重要,如果术后康复不足,肌肉力量和关节活动范围就可能无法完全恢复,这可能会导致步态异常甚至跛行。

通常情况下,术后臀中肌缺乏锻炼是导致跛行最常见的原因。